"人間能力"を高める
脳のヨガ

ラージャヨガで脳力アップ!

Brain power up by Raja yoga

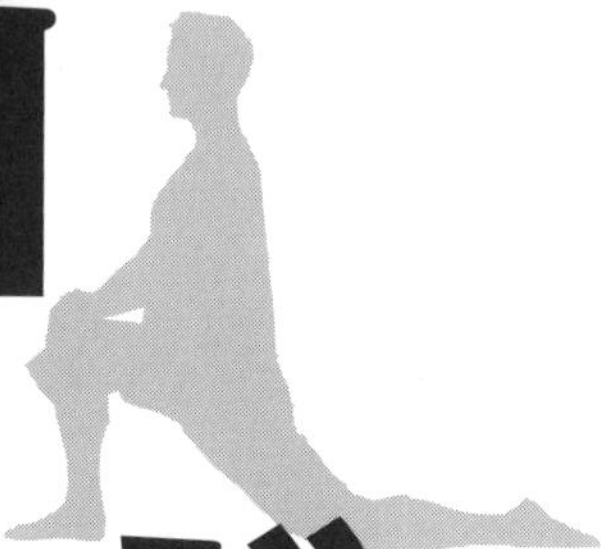

リシケシュ・ヨガ教師
福利協会認定ヨガ教師
類家俊明

BAB JAPAN

はじめに
〜ヨガは〝頭を良くする〟もの!?

私はインド政府から仕事をいただきまして13年間、粘っこいインド人と勝負し、ガンジーのように粘っこく頑張りました。勝負はストレスですが私たちが生きている限りストレスは避けられません。粘っこい仕事をするためには、脳力（集中力や創造力など）が要求されますし、肉体的には体力（運動能力と免疫力）が必要になってきます。ストレスによって生まれた緊張、不安、怒り、性欲、食欲などの脳に取り付いて離れないモノ（アタッチメントあるいは雑念）を取り、ストレス抵抗力をつけてくれたのがラージャヨガの実践でした。

古代、パタンジャリという人がヨガの本を書きました。

当時、ヨガは伝承医療でした。ですから先生によって教えることがばらばらだったでしょう。いろんなヨガが乱立したでしょう。そこでパタンジャリは『ラージャヨガの8つの枝（約束事）』を書いてヨガを整理しました。「ラージャヨガ」は〝キング・オブ・ヨガ（王のヨガ）〟という意味ですから、「ヨガの決定版！」、「みんなのヨガ！」そんな思いがあったのだと思います。加えて前向きに生きることを教えています。「なにをやっても、どこでもヨガ」的な考えが根底にあります。

今はヨガをやろうという方は、ダイエットやストレッチ等、フィジカル面での目的の方が大きいでしょうから、〝ヨガが頭に良い〟と言われてもピンとこないかもしれません。でも、周知の事実です。

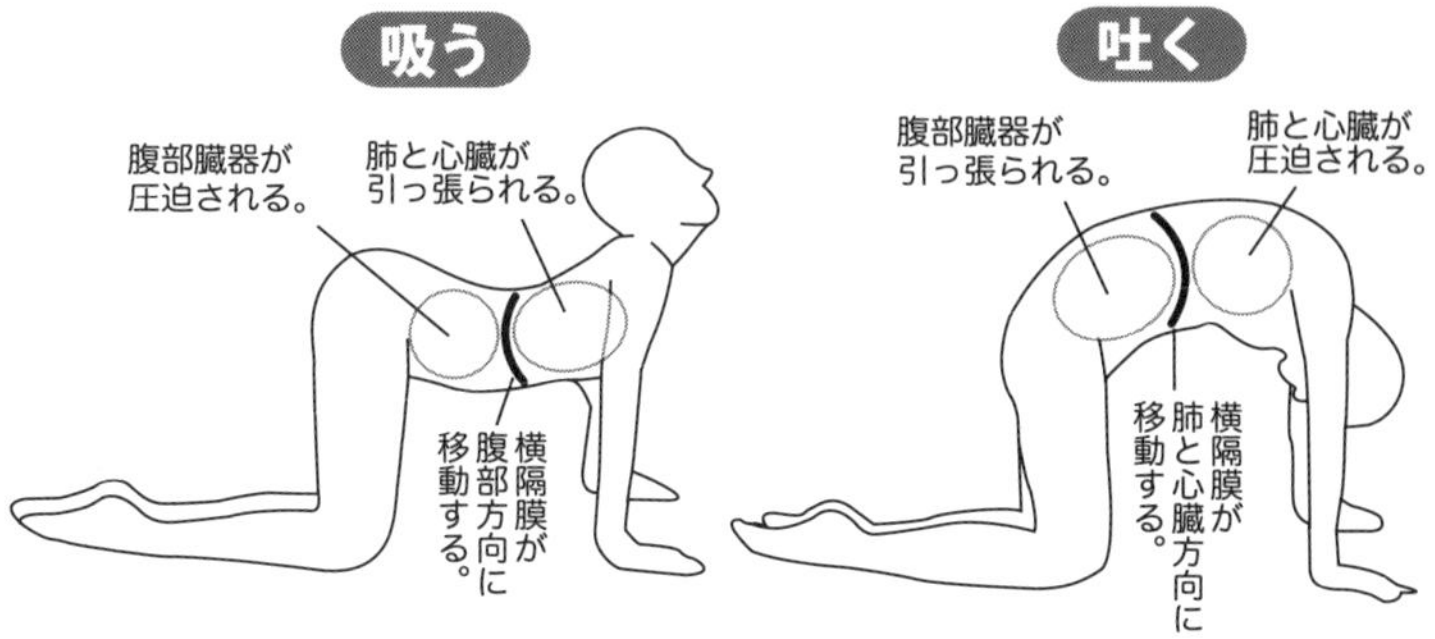

ヨガが頭に良いということは脳の病気、つまり精神性疾患にもいいはずです。ここに着目した厚生労働省はヨガを西洋医学との統合医療に位置づけ、ストレス性の不眠症やうつ病患者などに対して「ストレス関連疾患に対するヨガ利用ガイド」をホームページで公開しました。

ヨガをやっている最中は肺の空気を吐ききることにだけ集中すると、大量の空気が自然に入ってきます。栄養豊富な血液とともに新鮮空気がポーズで自己マッサージされた部分に届きます。加えてゆっくり長く吐くと脳の二酸化炭素が微増し脳内ホルモンが増えます。国はこの脳内ホルモンに注目しました。呼吸法だけでいいのですが、動きが逆になる二つのポーズで呼吸をやったほうが楽です。代表的な例がふたつの猫のポーズを繰り返すことです（上図参照）。

この脳内ホルモンは、精神科医で処方してくれますが、ゆっくり呼吸することで私たちの脳でつくられます。

ストレスによって生まれた緊張、不安などの雑念が脳の思考を邪魔しています。仕事や試合などがストレスになっているのですが、ストレスを取ることはできませんから、雑念を取ります。あるいはストレス抵抗力を強くします。これらは脳内ホルモンが関わっています。脳内ホルモンとは脳神経伝達物質のことです。情報の伝達を早くしますので頭の回転が早くなります。雑念で動きが悪くなった回路を正常な状態に復元しますから、「頭すっきり、悩んでいてもしょうがないぞ」と前向きにサクサクと考えるわけです。だから物事に集中するようになります。スポーツも同様の効果がありますが、演説や会議の前にタイムリーにできません。1分のヨガの呼吸法ならできます。粘っこいテニスで観客を魅了する錦織はヨガの実践者です。彼は試合を中断し、しばらくして戻ってきて試合の流れを変えました。一説によるとヨガの呼吸を行なっていたと可能性があります。

それだけではありません。絵を描いたり、楽器を演奏したり、趣味に没頭すると脳にアルファ波が出ます。宮本武蔵は巌流島に向かう船の中で木刀を削ることに没頭しました。座禅やヨガを無心でやってもα波が出ます。アルファ波は癒し脳波と言われストレスで傷ついた脳を癒してくれます。敵はストレスなのですが、ストレスを取るわけにはいきませんからヨガをやるのです。そして粘っこい勝負（試合や仕事）ができるマインドにするわけです。

ヨガをやると人間が本来持っている発想が蘇ります。だからヨガ教師は、いろんな発想をします。ヨガが普及しているアメリカで、どんどん枝葉が伸びました。それが日本に輸入されて日本人もいろんなヨガを行なうようになりましたが、危険なことをやっているようです。つまり健康上やってはいけないことまでやるようになりました。本書でそれを指摘します。新しいヨガが乱立している状況は、古代のパタンジャリの時代と同じなのです。ヨガを整理するために彼が書いたラージャヨガの精神に立ち戻ったのが本書です。

・ここ一番の集中力が欲しい

・アイデアが欲しい
・頭の中の不安や欲、イライラの大掃除をしたい
・精神的に参っている
・認知症が心配
・そして何より、"ガッコよく"生きたいと思っている

本書を読んでいただきたいのは、そんな方なのです。

2017年2月

類家俊明

目次

第4章 ムーン・サリュテーション 117

第5章 ヨガをデザインするための基礎知識 149

序章

〝攻めのヨガ〟のススメ

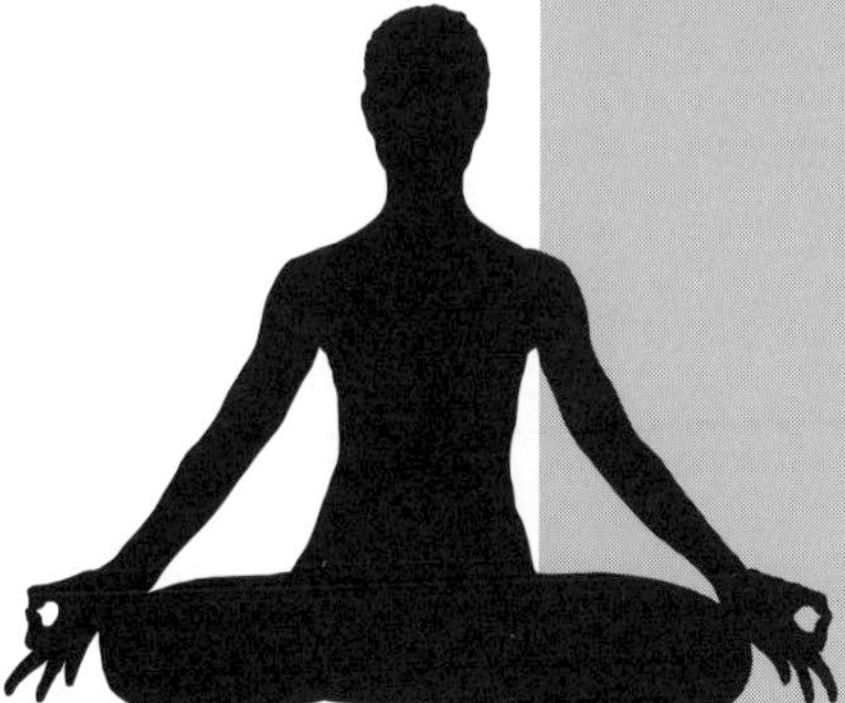

ヨガは体を健康にするためのもの？　ヨガは体がやわらかくないとできないもの？
ヨガは女性がダイエット目的でやるためのもの？

多くの方がヨガに対してこんな先入観を持っているのではないかと思います。
これらが間違っている、とは言いません。
でも、本書でご紹介するヨガは、まったく違うヨガです。
もちろん男性にもやっていただきたい〝頭を良くするヨガ〟です。
これは、私が新しいヨガを開発した、という話ではありません。
ヨガとはそもそも、そういうものなのです。
知らなかったのではないですか？

1 ヨガには〝いろいろな目的〟がある！

ヨガをやる動機はいろいろあります。それはヨガの発展の歴史に由来しています。インダス文明の時代、ヨガとは瞑想法（座禅と呼吸法）でした。悟りや発想を手に入れる方法でした。
古代、医療目的や自己実現や心身の鍛錬や社会平和のために、瞑想法に加えて食事法やリラクゼーションやポーズが体系化され社会貢献の必要性さえ説かれ、多様なヨガの8支則、ラージャヨガ（和名：王のヨガ）が誕生しました。ラージャヨガの一部が、ハタヨガとしてヨガ教室の標準になりました。

現代ではヨガの医療効果の研究が進み、禁忌事項も整理され、ヨガは医療に活用されるようになりました。そしてヨガが普及すると、ヨガは家や公園でやるものとなるとインドのヨガ教師は海外に流出、中には利益を追求するあまり、やってはいけないことをやるようになります。本書では禁忌行為を解説しています。

2 ヨガで頭が良くなる理由

人工知能の時代が到来しようとしています。それをリードするアメリカのＩＴ企業は社内研修にヨガを取り入れました。犯罪者が人工知能を利用する時代が来ます。人間の能力が天秤にかけられ人間同士の生存競争が激しくなります。これを切り抜けるのは脳力です。本書はインドの医療ヨガをもとにヨガの脳力改善効果に着目しました。

本書では脳力を阻害している原因を、不安、怒り、興奮、過度の性欲などのアタッチメント（心について離れない負の感情）であるとしました。遠因はストレスです。敵はストレスなのですが、この社会で生きている限りストレスは避けられません。そこでアタッチメントをヨガの呼吸法で無効化します。

脳の奥には一番重要な脳、大脳辺縁系という脳があります。動物脳とも哺乳類脳とも呼ばれあるいは心の中枢とも呼ばれています。海馬があるところとして知られています。鼓動、血圧、呼吸、ホルモン分泌、短期記憶などの生存にかかわる重要な司令塔があるところです。ところが動物脳はアタッチメントに弱いのです。例えば不安の種があると大脳と一緒になってあれこれ思い悩み、多くの努力を不安

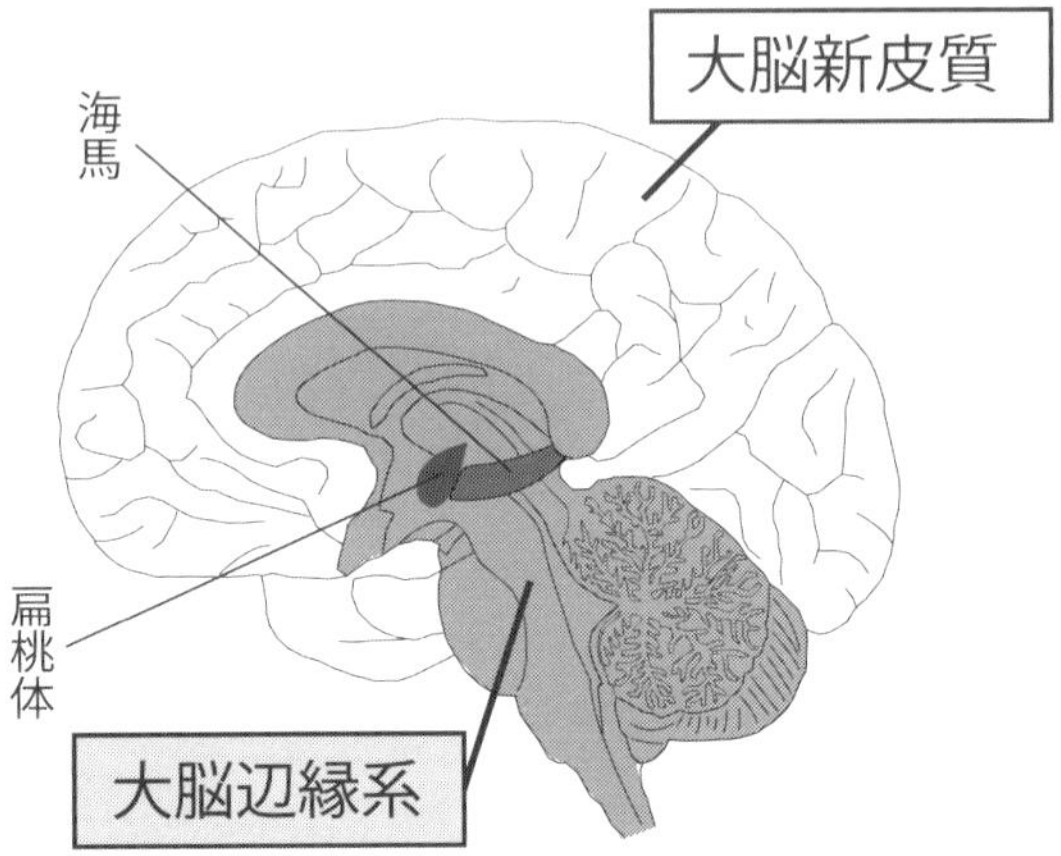

解消に費やします。そして司令塔がよく働かなくなると、その手足となる命令ホルモンや自律神経が心臓、胃腸などの敏感な器官をコントロールできなくなります。そして病気になります。病気は心の病であるとか、ストレスが原因だと言うのはそのためです。

誰しも経験があること、それは不安があると眠れなくなることでしょう。記憶を例に取れば、不安は雑念となって、学習や仕事の邪魔をして集中できませんから短期記憶を担う海馬がよく機能しなくなります。

そこで長く吐くヨガの呼吸法をやりますと、脳内ホルモンが増えます。動物脳が癒され不安がキャンセルされたようにすっきりします。そして集中力が戻ります。実は社会生活にうまく適合できない方のために、精神科に行くと脳内ホルモンを処方してくれます。でも人間の体はよくできているもので自分の体内で作ります。

前述の通り、この点に着目した厚生労働省は国費を投じてヨガを研究し「ヨガがストレスを軽減するメカニズム」を脳内ホルモンによって説明しておりますが、ちょ

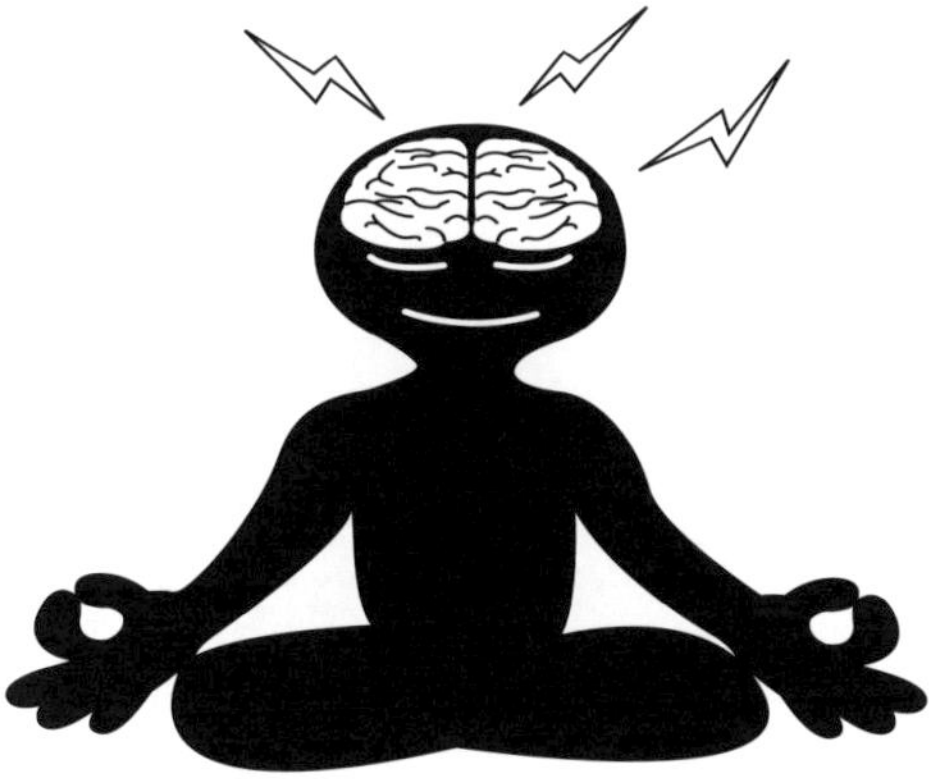

っとおかしくないですか。人間関係を止め、仕事を辞めない限り、ストレスを軽減できるものではありません。私たちがコントロールできるのはアタッチメントです。だから正しくは「ストレスで発生したアタッチメントの影響を最小化するメカニズム」と訂正するべきでしょう。ヨガが普及すればヨガ教師は国のヨガ利用ガイドを持って在宅サービスをやるようになるかもしれません。

ヨガに集中すると癒し脳波（アルファ波）が出るようになり脳をリラックスさせます。居眠りや好きな趣味に集中しても同様の効果があります。また、脳内ホルモンは神経伝達物質ですから右脳と左脳のキャッチボールをスムーズにします。

このように、ヨガは、①短期記憶をよくし、②脳波が脳をベストコンディションに維持し、③神経伝達物質を分泌させて思考回路を良くしますから「頭が良くなる」というわけです。

3 ヨガの誤解

ヨガへの大きな誤解は、アクロバット的なポーズをヨガの代名詞のように誤解していることです。それは修行者の苦行の一つで我々とは無縁です。むしろヨガは体が固い人のものです。体の固い人がポーズを真似るだけで血行が良くなり医療効果が期待できるからです。

ヨガ教室では先生のポーズを真似するだけです。ですから本書でもポーズについては詳しく解説しません。文字を気にせずに漫画を読む感覚でイラストを見て不完全でも形を真似ます。

体の柔らかい人はきれいにポーズをまとめますが医療効果はあまり期待できません。ですから効果が欲しくて無理をして故障します。身体がやわらかい人は体の歪みもなく血行が良く、すでに健康です。長時間座ることができますから潜在能力に働きかけて創造脳を育む瞑想をおすすめします。

4 自分が生まれ変わる「攻めのヨガ」をやりましょう。

ストレスによってできた不安や欲望と格闘するヨガは「守りのヨガ」です。風邪をひいてから薬を飲む行為と同じです。一方、ヨガを継続するとストレス抵抗力がつき、多少のことでは不安になりません。これが本来のヨガ、「攻めのヨガ」です。攻めのヨガは積極的に生きることに通じ、人は平凡から非凡に生まれ変わる可能性が出てきます。

とにかくやってみる!のススメ

ヨガの効果について300ページ書いた本を読んだところで、やってみないことには良いも悪いも判断できません。本書はポーズの順番を並べたチャートを、漫画を読むようにご自分の解釈で勘を頼りにやっていただくものです。中級者や上級者は本編を読んで楽しんでいただくものです。

という訳で、とにかくヨガをやってみましょう。やってみないとわからない事って、本当にあるモンなんです。

難しい事はありません。前ページにも書いたように、**ヨガはそもそも正確にそのポーズをとらないと効果が出ない、というものではありません。イラストを見て真似るだけで十分なのです。**

まずは本当に簡単にできるものを2セットご紹介します。「負けん気を取り込むための準備運動（カウンターヨガ）」と「脳力復元ヨガ」です。

「なんだよヨガで〝負けん気〟って!」……ですって?

そんなもの、やってみないとわかりませんよ。

(1)「負けん気」を取り込む準備運動

横になって次のポーズを半眼でゆったりと行ない身体の歪みを矯正していただき気を取り込みます。

仰向けになって鼻から空気を吸い、ポーズで肺を圧迫したりねじった時に息を鼻から長く吐く。最後におなかに気を取り込む。リラックスして短くスッと息を吸い次のポーズに移る。忙しい時のヨガです。

負けん気を取り込む準備運動（カウンターヨガ）

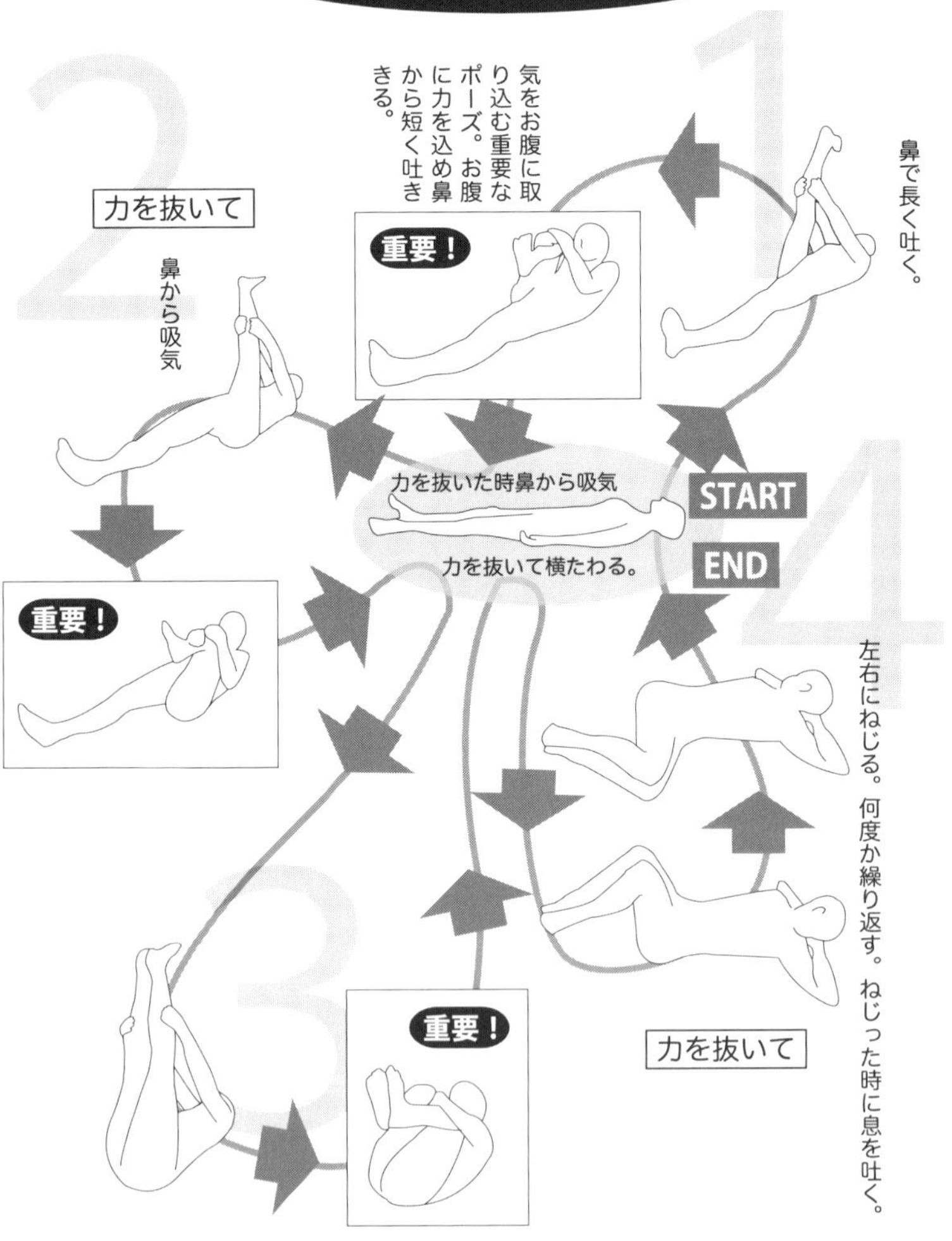
1
2
3
4
鼻で長く吐く。
気をお腹に取り込む重要なポーズ。お腹に力を込め鼻から短く吐きる。
力を抜いて
鼻から吸気
重要！
重要！
重要！
力を抜いた時鼻から吸気
START
END
力を抜いて横たわる。
左右にねじる。何度か繰り返す。ねじった時に息を吐く。
力を抜いて

（2）脳力復元ヨガのチャートを始めるにあたり

もう一つ、ぜひいきなりやってみていただきたいのが、その名も「脳力復元ヨガ」です。詳しくは第2章でご説明しますから、ここではあれこれ考えず、見よう見まねでやってしまいましょう！

①感謝

ここでの最初のポーズは〝感謝〟です。ヨガは感謝で始まり感謝で終わります。〝感謝〟は脳内ホルモンを分泌させ、脳神経シナプスを活性化させます。言葉を選んで願いごとをすると潜在意識に刷り込まれます。医学的にも、継続的に感謝し物事を前向きに考えると、本来持つ良い遺伝子が発現すると言われ、成功を引き寄せます。

②呼吸法

ヒトは吸気よりも呼気（吐く息）の力が弱いので、時間をかけて息をゆっくり吐ききることを心がけます。普段よりも脳内の二酸化炭素が微増するとセロトニン神経は、幸せホルモン・セロトニンを分泌します。なお、呼吸は鼻で行ないます。

③ポーズを維持する時間は1分

準備運動やリズム呼吸法を除いて、ひとつのポーズを行なうときは1分間こらえて下さい。1分は心臓から吐出された血液が体を1周し、心臓に戻るまでの時間です。ひとつのポーズが終わった時、ねじりや圧迫などから解放されて新鮮な血液が身体全体に行き渡る様子を想像して下さい。物質は力を加えると歪みますが元に戻る性質があります。これを「弾性」といいます。さらに力をかけ続けると歪みが

脳力復元ヨガ

毎日１５分

脳への刺激と脳のリラクゼーション
姿勢をよくしスタイリッシュな体に
ポーズと呼吸はゆったりと～

1 感謝

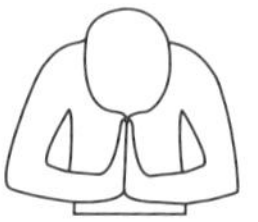

脳神経シナプスを活性化

スタートと終わりのポーズは手を合わせて。

2 犬とコブラでリズム呼吸

約3分

全身の血行を促進し、脳と身体に活力

① 息を吐きながら犬のポーズ（胸を床方向に押し付けるような気持ちで）を数秒こらえ気を取り込む。

② いったんうつ伏せになってから一気に息を吸いながら背骨を使ってコブラのポーズに移行。少しだけ息を止める。

③ ２つのポーズを3分間繰り返し、体を温める。

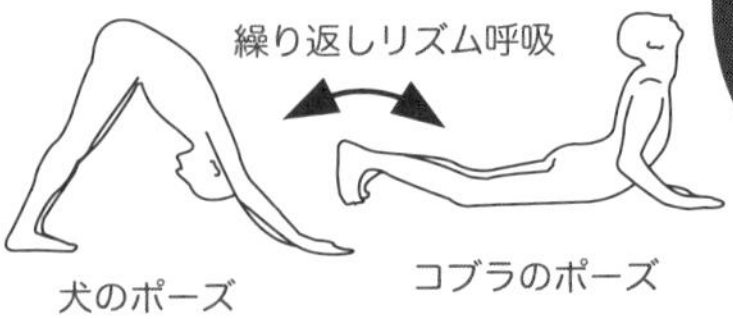

※２つのポーズは体使いが逆です。これをカウンターポーズと言い、この２つを何度か繰り返すと呼気と吸気が繰り返されるリズム呼吸になります。

11 感謝

10 スーパーポーズ

約1分

平伏のポーズ（スーパーポーズ）でリラックス。

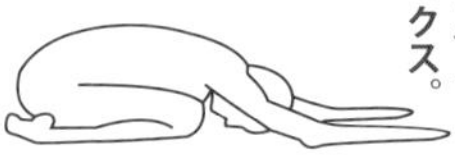

ストレスで傷ついた脳細胞は脳トレでストレスを与えたりしても逆効果。リラクゼーションによって癒してあげます。自然に上もなければ下もありません。私たちの体は自然と同じ物質でできています。体の分子が自然に戻るイメージ、水に溶けて洗浄されるイメージでリラックス

9 逆立ち

約1分

脳神経を刺激、ホルモン調整

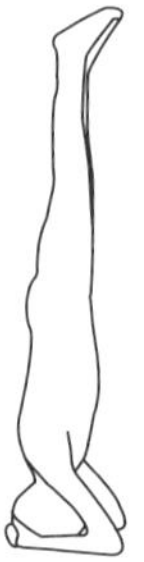

8 ビーピング

約1分

五感をシャープにする。

親指で耳を軽くふさぎ、鼻を薬指で閉じ、口元だけかすかに開け、口をとがらせ低音で「おー」と発音する。これによって頭部に振動が響く。

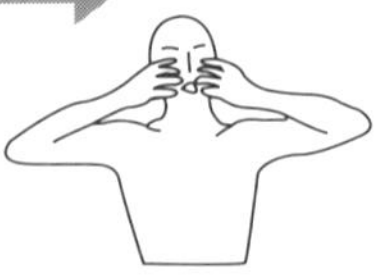

インドのヨガ教室では「音と振動の中に固有のパワーが内包されている」という宇宙の原理に則って命を吹き込むマントラを唱え、宇宙のパワーを取り込みます。ビーピングは自己完結型のマントラです。
脳はリラックスします。

3 魚のポーズ

約1分

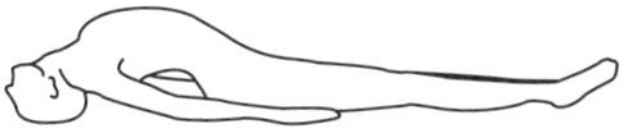

脳神経を刺激 お腹は快適、全身の血行促進

後頭部とお尻を支点に息を吸って背中を押し上げ、後はゆっくり自然呼吸。呼吸によって内臓が動く。

4 鋤のポーズ

約1分 ゆっくり

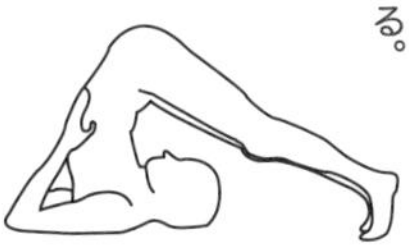

背中とお腹を調整 太陽神経叢を刺激

自然呼吸、仰向けに戻る時は胸と喉の圧迫をゆっくり緩める。

5 弓のポーズ

約1分

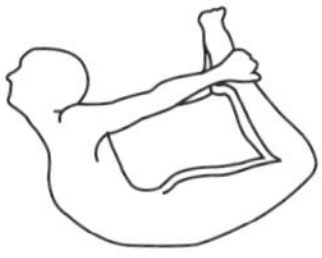

お腹にある第二の脳・太陽神経叢を刺激、体を柔軟にし、たるみを取る。

息を吐きながら弓を張る。

適宜 しかばねのポーズでリラックス 約1分

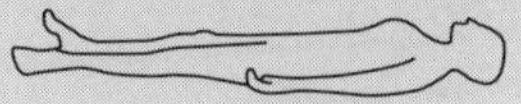

6 交互呼吸

約2分

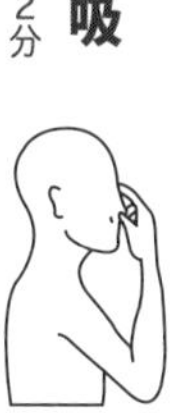

ストレスを取り自律神経を整える。インドでは子供もやるヨガ

① 右鼻孔で呼吸を5回
② 左鼻孔で呼吸を5回
③ 右と左で交互に呼吸。右鼻孔から吸って気持ちいいと思う長さだけ息を止め、左鼻孔から息を長く吐く。次に左鼻孔から吸って気持ちいいと思う長さだけ息を止め、右鼻孔から長く吐く。これを交互に繰り返す。

※78ページ参照

7 リズム呼吸

約2分

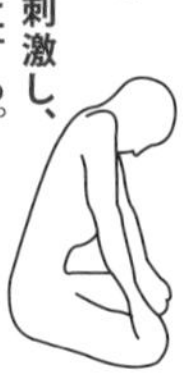

気をため、太陽神経叢を刺激し、脳内ホルモンで脳をクリアにする。

膝の上に手を置いて姿勢良く座り、呼吸を3倍速で30回行なう。強く鼻から吐き出す意識、呼気は自然についてくる。右図のように30回目に強く息を吐くと同時に、おへそに力を入れへこませ、数秒そのままの姿勢を維持する。これをバンドゥといい、気をお腹にロックする残ってしまいます。

ポーズを10分以上維持するイン・ヨガというものがあります。骨に圧縮力や曲げなどの複雑な力がかかるポーズを長くやると歪みが残ってしまう危険性があります。慣れてくると人はどんどん歪みを与えてしまいがちです。ポーズは弾性域でやるのが原則です。1分以上やらないようにして下さい。

④本書のヨガスタイルはカウンターヨガ

カウンターヨガとは身体の使い方が逆になるカウンターポーズを繰り返すことで正しいポジションを体に思い出してもらうものです。例えば、立って前屈する動きと、立って後ろに反る動き（後反）はカウンターポーズの関係にあります。歪みの取れた身体の正しいポジションはそれら2つの動きの間にあります。

⑤癒しの脳波の利用

軽くまぶたを閉じてヨガに集中すると癒しの脳波α波が出ます。よって、いろんな教室に参加して先生のポーズを目で追いながらヨガを行なうとα波が出ないため脳はあまり癒されません。もしヨガ教室に通うなら1箇所に決め、目を閉じていても先生の動きがわかるようになるとヨガを終えた時の満足度が違ってきます。

⑥個人差に応じたヨガ

身体がやわらかい人は歪みもなく血行が良く、すでに健康ですから、脳力開発に重点を置き、準備運動の後、瞑想を行なうことをおすすめします。実はそういう方はヨガ教室で他人を意識し、無理をして難しいポーズを行なう傾向にあります。身体のポジションを復元するためのヨガですが、逆に歪みをつくってしまい、骨格を歪めて原因不明の病気になる場合があります。ヨガのポーズはむしろ体の固い人が行ない、歪みを矯正し血行を改善していただくものです。不完全でも形を真似る努力をすることで血行が良くなります。最初は形を真似るだけでいいのです。

⑦ヨガ習得のプロセス

先にも述べましたが、ヨガ教室では先生はポーズをこまごまと説明しません。ヨガは教えてもらうのではありません。先生のポーズの形を真似て、考え、感じて習得するものです。後で、本で確認するものです。チャートの解説は不十分でも、やってみると、足りないところをご自分の勘が自然に補っているはずです。だから、いきなりここでご紹介した2つのチャートがよくわからなくても、まずはやってしまって下さい。その後、本編を読み進めばいいんです。

何かを探求する際、まずやってみて疑問を持ち、ひとつひとつ解決することから始めることが大切です。ポーズとポーズの間にはリラックスのポーズを挿入し呼吸を整えながら行ない、気を無駄に消耗させないようにします。

⑧練習場所

ヨガを行なうには、静かで、清潔、風通しが良い場所、呼吸が大切ですから新鮮な空気が入ってくるところを選びましょう。日本は季節があるから、季節に応じて暑すぎず寒すぎない自分の生活温度の中でやるのが一番いいんです。

⑨最後に…

素手裸足でしっかりと大地を捉え大地と一体になって行ないましょう。

今、空腹だったら先のチャートを不完全でもいいのでやってみて下さい。もはや順番も気にしなくてけっこうです。毎日行ない、最低1週間続けてみて下さい。ご自分の解釈と勘を信頼し、軽く目を閉じて取り組んでみましょう。順番よりも体の変化を感じて下さい。勘と野生が発達すれば言うことなし。

【重要】

ヨガは丁寧・スムーズ・無心に行なうこと

短いヨガに関わらずポーズを行なう上で重要な点は、ゆっくりやる、という事です。ダラーっとやるのではなく、不完全でもいいので、ひとつひとつのポーズを丁寧に行なう事が大事です。自分で決めたポーズをスムーズに行なう……いつしか無心に行なえるようになり、いい効果が現れるでしょう。

修行僧は目を開けて瞑想しても「癒しの脳波」アルファ波が出ますが、我々は軽くまぶたを閉じたほうが早くアルファ波が出ます。だから、いろんな教室に参加して先生のポーズを目で追いながらヨガを行なうようでは、脳の癒し度が低いのです。だから癒し効果の点から、先生はポーズの種類や順番を、ある一定期間は変えるべきではないと思います。月間プログラムを示すといいでしょう。

一番いいのは自宅でヨガを行なうことです。深くリラックスしながら無意識のうちにポーズを途切れなく進行できるように、少ないポーズを組み合わせます。本書で用いている医療ヨガのポーズで構成するとよいでしょう。医療ヨガは特別なものではなく難易度が低いポーズです。自分にできる簡単なポーズを創作してもいいでしょう。そうすれば行為に集中できます。

本書で提案する一連のポーズの順番は前後してもけっこうですし、あるいはカウンターポーズ（右を向いて次に左を向く首の動きは首の使い方が逆になるカウンターポーズ）を挿入してもけっこうです。軽く目を閉じて勝手に体が動くようになればアルファ波が出やすくなり、脳を癒し、脳力がアップするでしょう。

第1章

これだけ読めばあなたもヨガ通

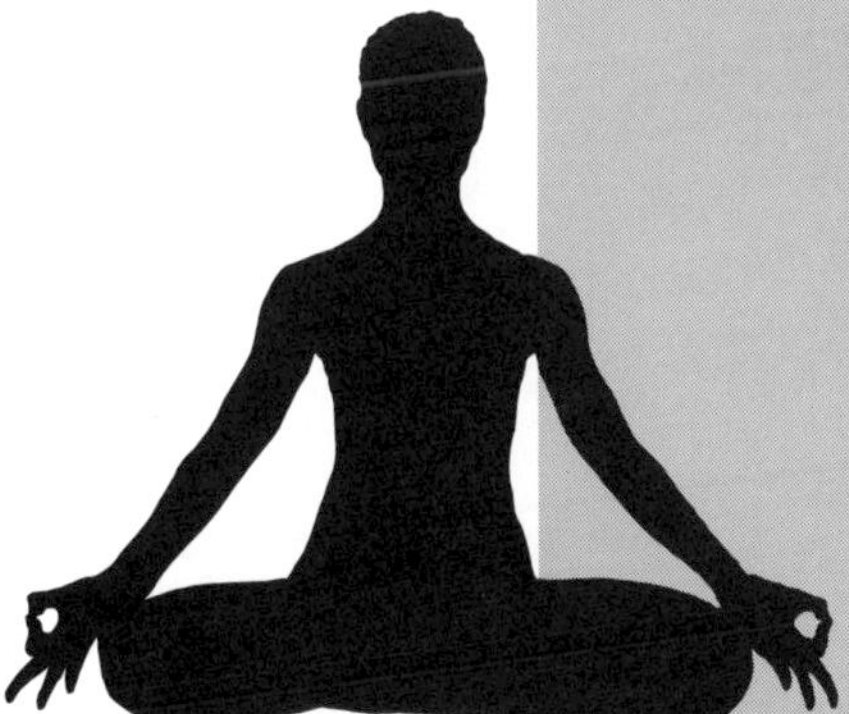

1 古代インドの美容と健康法

いきなり古代インドに飛びます。インド人は「プラナとアパンは人をして死から遠ざける」と、美容と健康法の原理を教典ベーダのなかのマントラ（讃歌、祈りのことば）の中で謳いました。プラナは呼吸や食物で得られる「気＝生命エネルギー」のことです。アパンとは「排泄や肺における排気の健全」のことです。かつてテレパシーを操っていたとされるドラヴィダ人はインダス文明の時代に排泄排気が美容と健康に欠かせないことを知っていました。

メディテーションによって気を取り込み、正しく座ることと、ベジタリアン食によって整腸を行ない、胃腸や腎臓や肝臓などが収まる腹部内臓と、膀胱や生殖器などが収まる骨盤内臓の健康を重視しました。つまり肺からの排気と、大腸からの排便がスムーズなら精力・活力・脳力が充実し美しく平和な生活を営むことができることを知っていたのです。

排気と排便がうまくいかなくなれば、肺に溜まった汚れた空気や排泄物の毒によって身体はむしばまれ、呼吸が浅くなれば気のレベルが低下し、生きる力を失い行動が消極的になり、気のレベルがどんどん低下します。そして、ついにレベル・ゼロに至ります。インド人は「死とは気のレベルがゼロの状態である」と定義しました。新鮮な野菜は気が充実して栄養価が高い。その日にさばいた鶏もそうだと言います。

なお、気は気功において重要なエネルギーですから、中国や日本で気を測定する試みがありました。それは電気的・磁気的エネルギーとして、あるいは遠赤外線に似た性質のエネルギーとして、はたまた

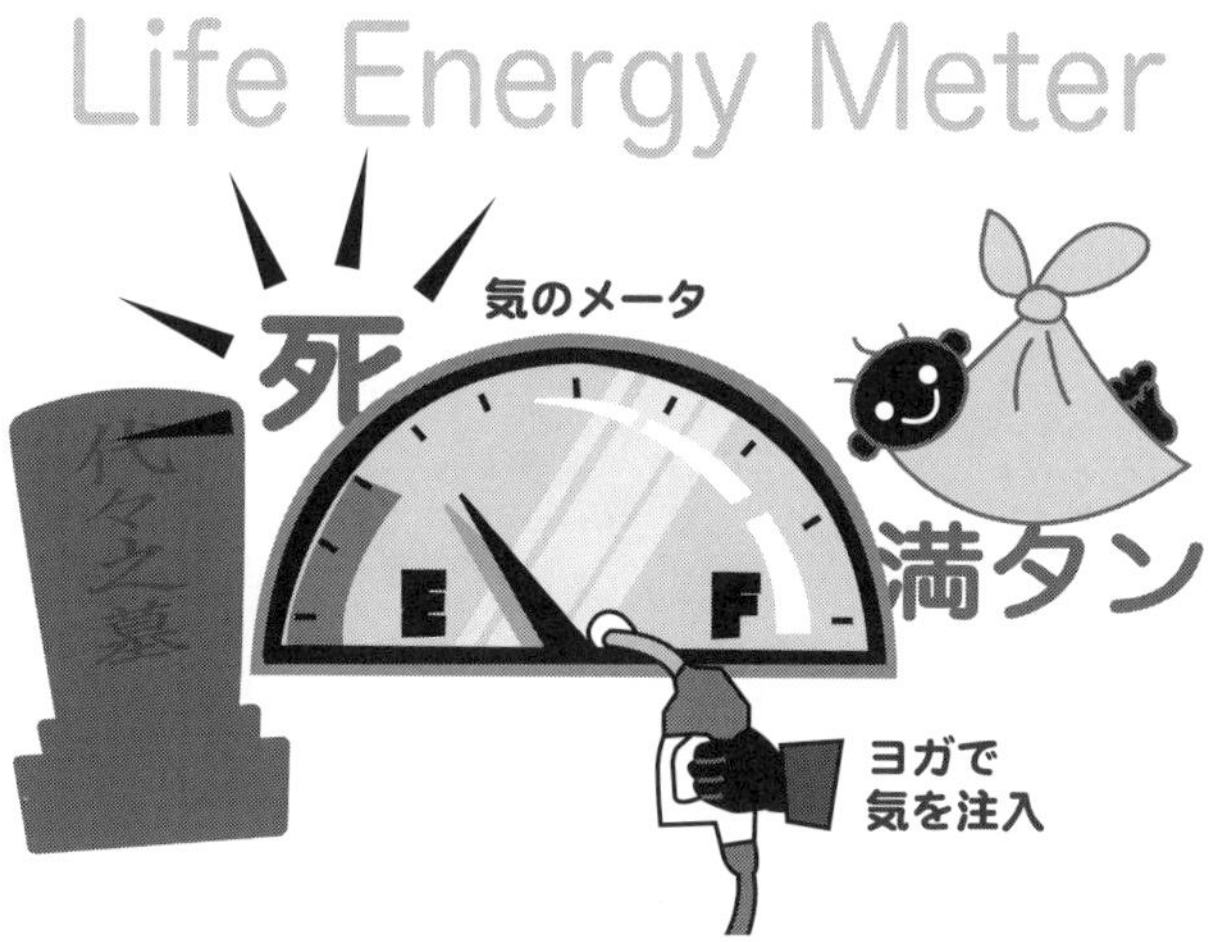

粒子（電子）としても測定されましたが明確な定義ができていません。

　ドラヴィダ人は体の内部を自分で感じること（内観）ができたといいます。テレパシーを操って真理に近づいたとも考えられており、加えて解剖学が進んでいなかった時代に、その直感力で、西洋医学がやっと到達した健康法を5000年前にすでに手に入れていました。

　そして時代が移り変わりインドの知恵は世界に広がり、日本でも女性の間でヨガがブームになっています。会社は女性を登用するのがトレンドですが多くのビジネス社会は男性が中心です。「女性たちは不条理を突き付けられ、脳に取り付いてメモリーを占用する不安、怒り、悲しみ、こだわりなどのアタッチメントがたまっているのではないか。こういう状況下でヨガを行なっているのだろうか」と感じてしまいますが、これは少々受身です。

　受身のヨガを行なっている限り、真の美しさから遠

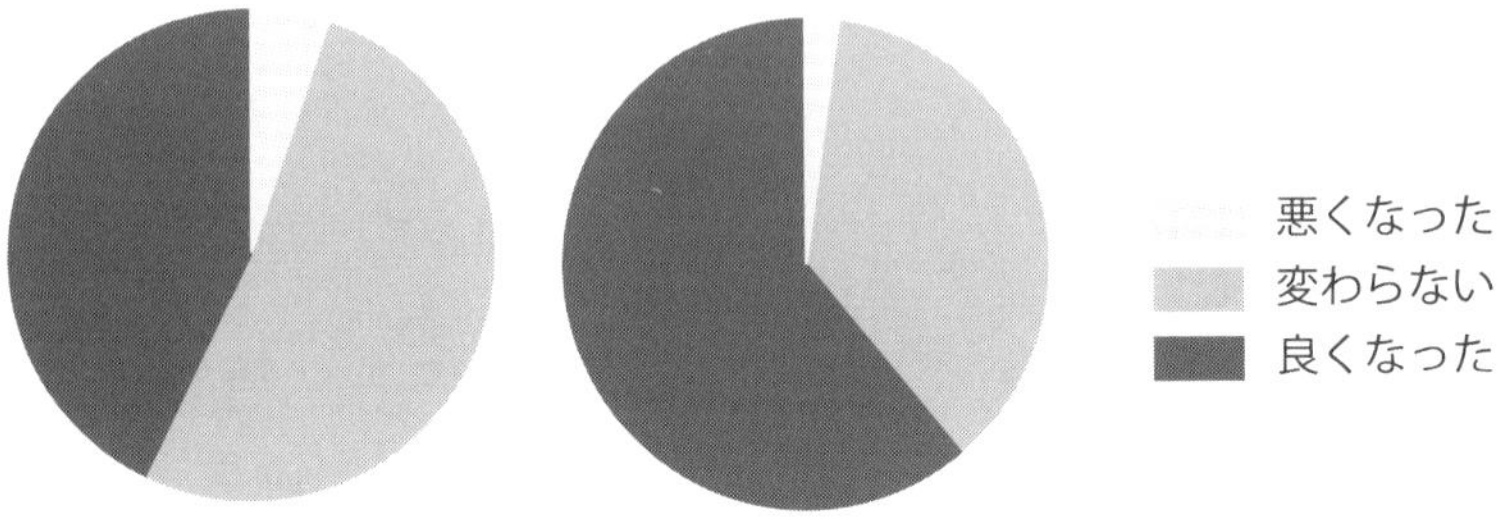

記憶力向上効果　　**理解力向上効果**

く、宝飾品や洋服で身を飾り、そういう女性は常に受身で生命力がどんどん細くなり環境適応力がどんどん低下すると考えます。女性は自分の中に巣食う弱気の城を攻め落とす王のヨガでアタッチメントを取れば、強く優しく聡明になり、男性もヨガで積年の毒を出せば、寛容で創造的になり、男女が対等の立場で発想豊かに仕事をシェアするでしょう。もって、平和で創造的なインダス文明の精神が再来すると思うのです。

2 医療ヨガを志向する厚生労働省

インド国民はヨガを医療として認知しています。上の図は、インド人ヨギと医師のチームがイギリスで行なったヨガの効果を調査したデータです。難しいヨガは一切やっていません。医療ヨガの簡単なポーズと呼吸法による医療効果を調べたものです。

ヨガと脳力開発は相関があるのはよく知られています。理解力向上に効果があったという人が多いという事実に着目していただき、十分に健康な人は「ヨガをやるなら、せめて頭が良くなりたいよ」と思っていただいていいでしょう。ヨガの病気への効果は言及するまでもありませんが、中高年がヨガによって記憶力向上と理解力向上が得られたことは非常に重要なことです。一連のコンパクトなヨガ、その代表はカウンターポーズを組み合わせた太陽礼拝（第4章参照）です。これを何回か連続して行なうと集中力が上がり、ヨガをやった後に体も頭脳も軽くなったと感じ、物事の整理がうまくできるようになり心構えが前向きになるのはヨガの体験者ならだれしも経験することで珍しいことではありません。

私はインド森林環境省の管理職の事務所をちょくちょく訪ねたものですが、「ヨガの太陽礼拝で糖尿病を治したよ」と日常会話でちょくちょくヨガの話題が出たものです。カルテを持って家庭を回るヨガ師が自宅に営業に来ます。ハイデラバードでもデリーでもアムリトサルでも、朝、公園に行けばヨガに講ずるグループが必ずやいるように、インド市民に親しまれているヨガですが、帰国するとラジオ体操やジョギングは目にしますが、日本では滅多にヨガの話題は出てきません。室内で行なっているだろうヨガは普及状況がよく見えません。

ヨガの普及を担う厚生労働省の動きはどうでしょうか。やっと重い腰を上げ、医療を西洋医学一辺倒ではなく、東洋医学を代替医療として取り込みました。鍼灸、あマ指（あんま・マッサージ・指圧）は統合医療の位置づけでした。整体やあマ指による医療事故の増加が報告されるようになってから、それらと並んで第三の統合医療としてヨガが紹介されました。インドにやっと近づきました。ヨガの安全性に着目したのでしょう。国は、ヨガを「古代インドから続く悟りを開くための修行法をルーツに持つ運動法」と少々古めかしく定義しています。国はヨガ普及のためのお膳立てをしているようにみえます。

そして平成24～26年度厚生労働省科学研究費補助金「地域医療基盤開発推進研究事業」（研究代表者：

心療内科医の岡孝和氏）によって研究されたエビデンスレポート「ヨガの有用性に関するエビデンス」が、研究代表者の岡孝和氏のホームページで公開されています。原因不明の疲労が6ヶ月以上続く慢性疲労症候群に効果があったことを実証したことは大きな収穫でした。

エビデンスレポートのストレスの弊害とヨガによるストレス解消効果のメカニズムについて難しく書いた部分を、平易な言葉に書き改めると次のようになります。

「ストレス状態とは、①不安感や抑うつ気分、落胆などの心に取りついて離れない負の感情により疲労感が増し、興奮し、しばしば不眠を訴えること。②ストレスへの防衛反応として、血管周辺の交感神経が緊張し血圧を上げ、心臓がドキドキし、呼吸が早くなるなど戦闘準備に入ったように構えること。③体の修復をする休息時やリラックスしている時に現われるはずの副交感神経モードが後退し、交感神経モードにスイッチが切り替わるため体が忙しく働いて休めない。④この状態が長く続くと、ストレスフルな社会環境に適応するために無駄にエネルギーを浪費することになり、エネルギーが配分されるべきいろんな器官でエネルギー不足が生じ病気になる。心身がこういう状態にあるときヨガを実践すると、不安、抑うつ気分、疲労感などが減少し、睡眠障害が改善される。ヨガを行なうと脳内で神経伝達物質であるアミノ酸の一種が増加することも報告されている。そしてヨガによってストレス抵抗が高まる」

国はヨガについて医学的観点から実によく説明していることがわかります。今後の国のアクションに期待したいところです。

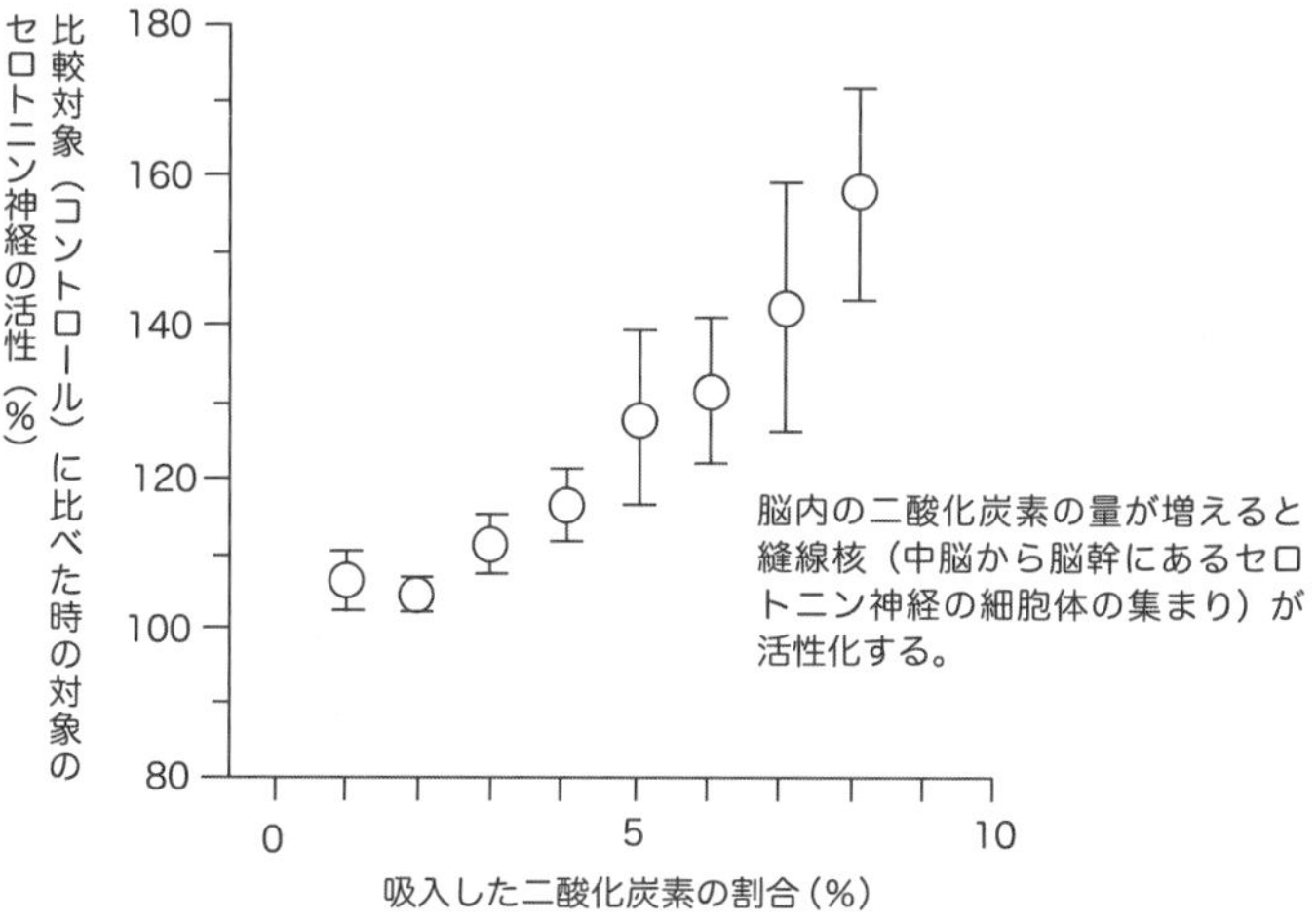

Severson. C.A. et al. Nature Neurosc.6;1139,2003

インドの医療ヨガ教師は、エビデンスレポートで言う「脳内で神経伝達物質であるアミノ酸の一種」について上の図にあるように、アメリカの研究を根拠に説明します。つまり、「ヨガのきわめてゆっくりした呼吸で脳の血液の二酸化炭素が微増すると精神安定剤様物質セロトニンが増えるから嫌なことを忘れさせてくれ、ストレス状態から脱出し生活に平穏がおとずれる」と説明します。

よって、ヨガを行なうと、精神科医に頼らずとも脳の精神安定剤を増やすことができると考えていいでしょう。

医療として注目されつつあるヨガですが、不確かな普及率に踊らされたのか、大規模資本によるヨガ教室は商魂をたくましくしてインストラクターを増産し全国展開しています。しかし、評価はあまり良くないように観察されます。また、経営を重視するあまりヨガの禁忌が無視され基本が乱れてきているように見えます。医学の父と呼ばれるヒポクラティスは医学者として9つの誓いを行ないました。その一つ、「私は能力と判断の限り患者の便益を考え、有害を知りながら処置することをしません」と誓っているのですが、大規模商業ヨガ教室の経営者はこの医療の倫理をよく理解する必要があると感じます。市中に目をやればヨガ教室の従業員に覇気が感じられません。間違った普及率に踊らされた資本家がヨガ事業に進出し、利益が出ないためスタッフの報酬にしわ寄せがきているのだと想像せざるを得ません。

ヨガ施設もインストラクターの数も普及人口もブラックボックスの中で経営戦略をたてて失敗していると思われます。相当の仕掛けがない限りヨガで経営的に成功しようとするのは難しいでしょう。ヨガの代替医療としての道はまだ険しいと言わざるを得ません。

このような環境で多くのヨガ愛好家は、私と同様、自宅でヨガをやっているものと思われます。

3 自分の運命を切り開く王のヨガ

私は体に気が満ちる早朝の4時になれば机に向かい能率的に創作活動をします。この本の主要な部分はインド滞在中の早朝に書きました。帰国すると、原稿を修正するために喫茶店で食事をしながら執筆します。

隣の席でスポーツ新聞を広げながら朝食を食べ、コーヒーを飲み干し、遠くを眺めて座っている老人がいました。ピカソの名作シリーズ「青の時代」を彷彿とさせる老人です。彼の表情はもの寂しく、その地味な洋服がより一層寂しさを強調していました。私は一段落して彼に話しかけます。巨人ファンで

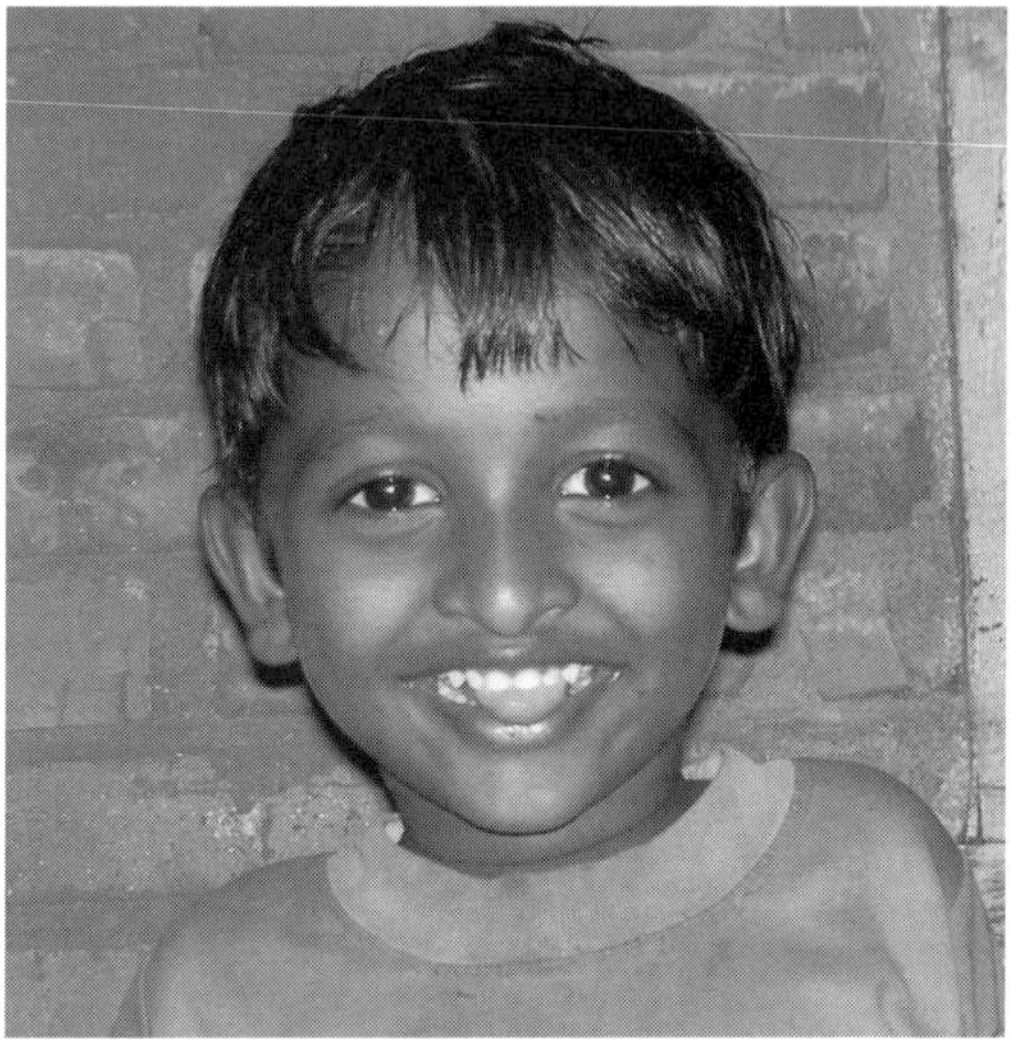
インドケララ州アレッピーの少年

あること、野球選手に憧れた青春があったこと、妻に先立たれて今は一人でマンション暮らしであることなど、質問したこと以外までどんどん喋って人生をさらけ出します。野球の話をするときの老人の目は喜々として輝き、全てをさらけ出すと心に余裕が出てくるのでしょう。孤独な生活で消耗した「気」を久々に充電し、老人の目は輝き満足して笑顔で立ち去りました。

「目の美しさに勝る宝石はない。脳のパワーに勝る武器はない」と私は思っています。現代の若者や経営者は非常に壊れやすい繊細な心を持っているようにみえます。「ストレスにより脳にはアタッチメントが増える。それが原因で体調が優れない。気分転換と称して美味しいものを食べ、ブランドを身にまとい、ときどきヨガ教室に通う」これは少し消極的です。病気になってから病院に通うのと同じで受身です。目は輝きを失い仕事にも積極的になれないでしょう。

古代インドのヨガの最初の芽が「ラージャヨガ」です。日本語にすると「王のヨガ」です。王様のヨガで少し攻めの生き方をしてみませんか？　自分の中にそびえる弱気の城を攻める王のヨガをやってみませんか？　心構えをちょっと変えて頂きます。消極的な生き方を捨ててもらいます。まず自分を飾るプライドや教養の類いを捨てて正直になり、当然身を飾る高級時計やアクセサリーも外して攻めの気持ちで、中身で勝負します。ストレスを受けてからではなく、ハラスメントを受けてからではなく、その前からヨガを習慣にし、ヨガによって得られた活力は険しい表情を取り、目を輝かせて創造脳を復元させ、創造的かつ攻めの仕事をする。そういうあなたに人は気を感じるでしょう。ストレスを寄せ付けない強いマインドが完成した時です。これが王のヨガです。こころが強くなれば弱者にやさしくなれる。それが王者のしるしです。そして平和のＤＮＡが育ち、エンジェルになるのです。

カルマの法則から王者のヨガを説明します。

人のあらゆる行為をカルマと呼び、カルマが作用して因果がめぐり、結果（応報）をもたらし、運命が形成される。これをカルマの法則と呼びます。カルマは過去から現在までの行為と影響の総計。それによって長期的に運命が形成されるという運命の科学です。運命は自分で切り開くことができるという意識をもってヨガに取り組むこと、これが王者のヨガです。積極的に生きることです。自分を守りきれない、あるいは継続力がない弱気の城を攻め落とします。自らのよいＤＮＡを残し、弱気のＤＮＡを前向きなＤＮＡに変えていきます。

攻めとは気持ち、気の持ちようです。そのために何をやるかというと、心身を鍛える。なにやら、ス

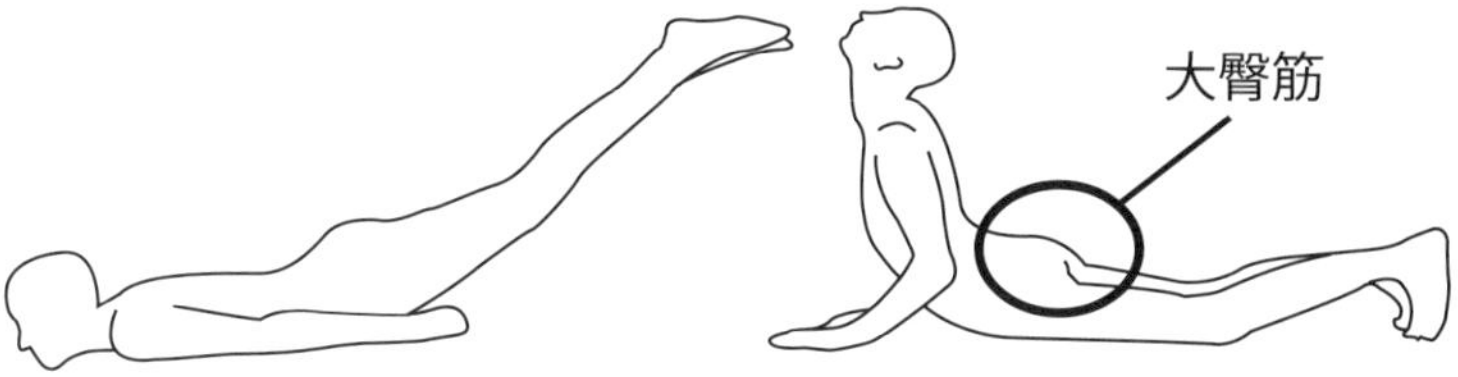

大臀筋を鍛えるポーズ（ムーン・サリュテーションより）

ポーツ的なアプローチに近い響きがありますが、ゆっくりやるところがヨガです。第４章のムーン・サリュテーションがそうです。決めのポーズをちょっとだけ頑張って決めますが、骨格を歪めるほど難しいポーズはありません。

貧弱な筋肉はちょっとの仕事でコリがひどくなり骨格に負担がかかり、骨格にヒズミが生じ、いろんな病気になることが知られています。ムーン・サリュテーションは広範な医療効果がありますが、ヒトを魅力的に見せるところのお尻の筋肉・大臀筋を鍛えることを、ひとつの目標にしてもいいでしょう。

お尻のシルエットを美しくする。黒人のような上を向いたお尻。大臀筋は骨盤を後方から支える強力な筋肉。これが弱くなると骨盤周辺の姿勢を正しく維持できないため骨盤と背骨が歪んで腰痛の原因になるだけではなく、女性の場合、生理不順や生理痛と深く関わっているようです。

もう一つ、身体を前に倒したり、ももを引き上げたりする（股関節を曲げる）ときに使う大腰筋は内臓よりも深いインナーマッスルですからシルエットから見えませんが、次ページのポーズでこれを鍛えると姿勢を若く見せることができます。大腰筋は背骨とすねの骨（大腿骨）をつなげる筋肉でピシッと背筋を伸ばした姿勢を維持する筋肉。これらは大

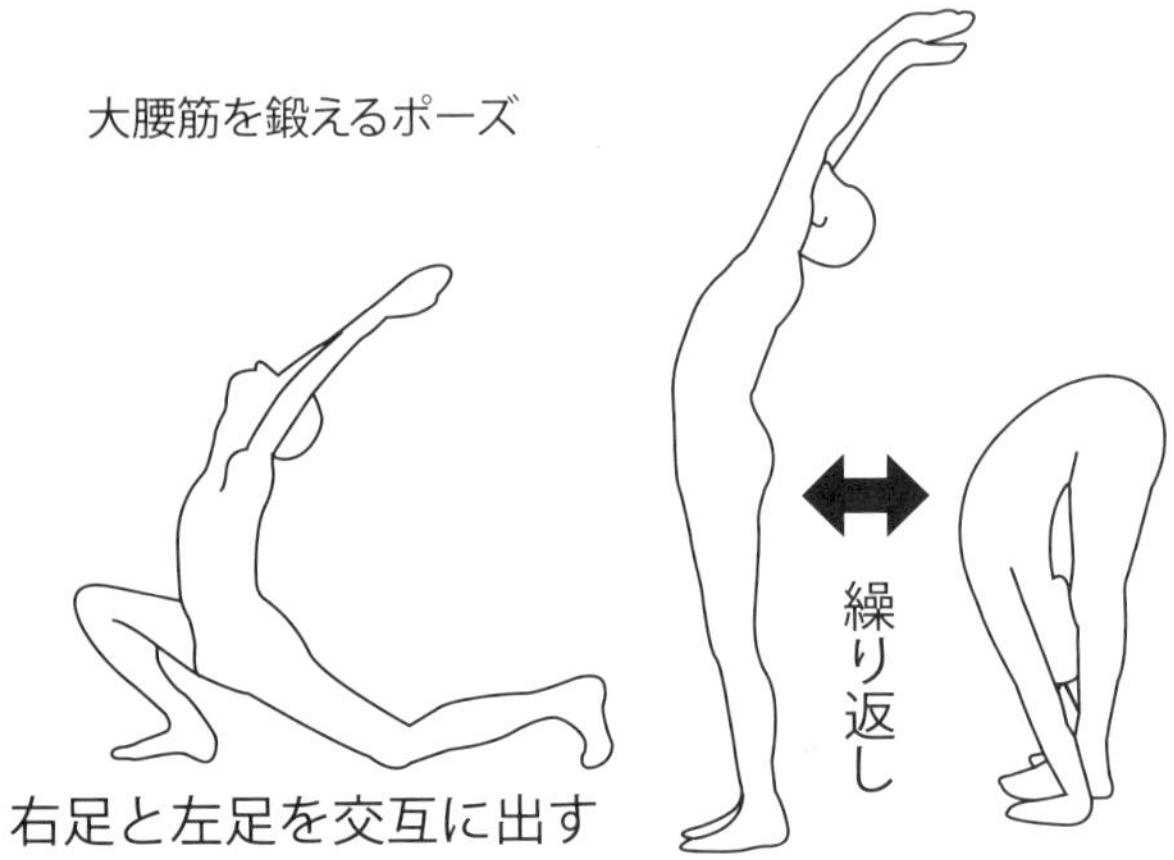

きな筋肉ですからエネルギーを生産するミトコンドリアも多く、糖新生（175ページ）によって太らない体質を作ります。

リシケシュのヨギは「若者の目は美しい。しかし老ヨギの目はもっと美しい」と話します。アレッピーの少年のように若い時は誰しも目が輝いています。それは気（生命エネルギー）があるからです。老ヨギは神に感謝し市民に知恵を与え外国人に親切をくれます。この奉仕がカルマヨガです。現在自分が置かれている状況は自らの行ないの総計だとするすがすがしい考え方で、運命は自らが切り開くものだという攻めの積極姿勢がカルマヨガです。良い未来を築くために現在がある。目標はエンジェルになることだと言います。本来ヨガとは前向きに、自分の弱さを攻める姿勢が大切。この攻めの姿勢が気をチャージし目を美しくしているといいます。

老ヨギが市民の病気の相談を受けますが、これもカルマヨガです。医者がサジを投げたガン患者に呼

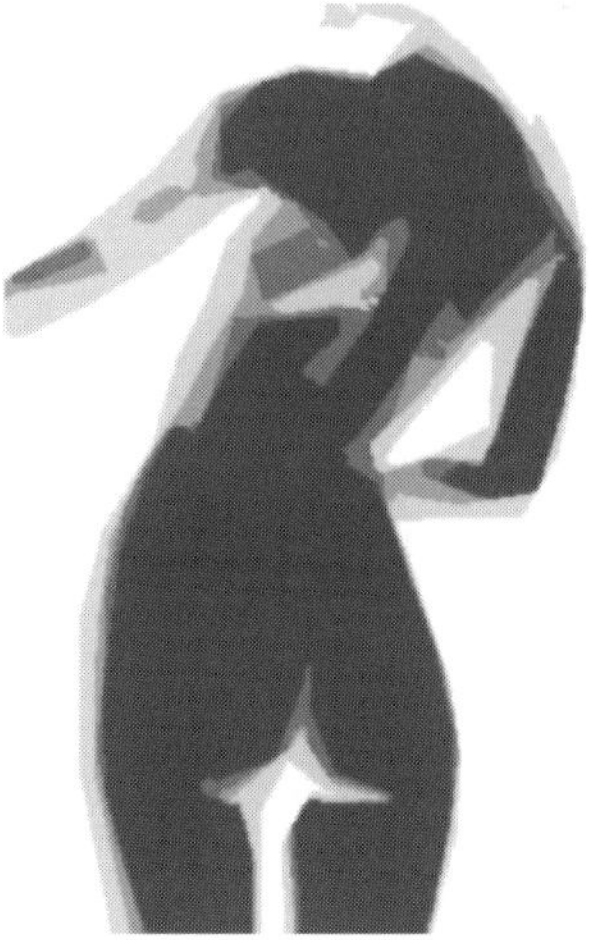

吸法を教え、アーユルベーダの薬を紹介し、患者はガンを治す。このようにして多くのガン患者を治します。患者の克服記をヨギと西洋医学の医者のヨガ効果検証チームが公表しています。これを引用して「ガンになったらヨガの呼吸に挑戦」を書きました。

そういう老ヨギは市民に愛されているエンジェルです。エンジェルたちは托鉢で生き、持ち物は下着と金属製のポットと現代では携帯電話が加わります。そのシンプルな生き方は美しい。粗末な洋服で暮らしているが人に不快感を与えぬように、エンジェルたちはよく洗濯をします。こういうシンプルな生活スタイルにおいてアタッチメントがないから気の消耗もない。そして目が輝くのでしょう。

私は画家の立場から考えます。人はシンプルな美しさに惹かれ、それは名画にも見られます。およそ名画と言われるものに描かれた女性は宝飾品で体を飾っていません。例えばモディリアーニの愛する女しかり、レオナルドダビンチのモナリザしかり、名画と言われるヌード作品をみると一目瞭然。一糸まとわぬモデルの中身の輝きを表現した絵が歴史に残っています。モデルがネックレスをしていたら、目の優しさや笑顔や妖艶な美しさは台無しになっていたでしょう。

現代の広告写真もそうです。美しい目や表情を損なわないようにモデルにネックレスをさせません。小さなイアリングでアクセントをつけることはします。見る者の視線を揺さぶりながら最後に表情豊かな顔や美しいボディや商品に目線がいくように工夫をします。これは古代から現代に延々と続くシンプルな美の表現方法なのです。

本書は中身を鍛え身軽になるためのヨガをご紹介します。ここで提案する一連のヨガのポーズをやると表情が引き締まり、集中力や理解力などの脳力が鍛えられます。それぞれのポーズは普段の生活では使わない筋肉を鍛え、腕やお腹やお尻のたるみを取る他、内臓を自己マッサージし血行を良くしお通じを良くしホルモンの分泌を良くします。女性の場合、女性ホルモンによって女性らしい体をつくるほか、一生懸命にポーズを決めるとき、それは無酸素運動になっていて、乳酸を出すから成長ホルモンの分泌を促し、程よく筋肉をつけます。そして、その後の生活で脂肪を燃やしてたるみを取るというわけです。男性女性にかかわらず体のたるみを取れば張りのある体になり、体が美しくなれば自信が湧いて目がさらに輝き、人にやさしくなれます。そしてあなたは表情が生き生きとし頭脳も明晰なエンジェルになるのです。

4 マインドフルネスヨガで進化する人工知能の脅威

「王のヨガ」からいろんな芽が出ました。古いのが「ハタヨガ」や「ジャパヨガ」など、新しいのが、アメリカで芽を出しIT企業が実践している「マインドフルネスヨガ」、日本で芽を出した「引き寄せヨガ」などでしょうか。「マインドフルネスヨガ」も「引き寄せヨガ」も同根です。突然変異の芽が、マイソールスタイル・アシュタンガヨガやインヨガなどです。

マインドフルネスヨガが大流行りですが、もともと、マインドフルネスは念じること、念じながら座るから念仏です。マインドフルネスヨガや引き寄せヨガは、念仏こそしませんが、古くからあるインドのマインドフルネスヨガの一例、ジャパ瞑想はブツブツやります。念じる言葉（目的達成の意志、感謝の言葉、愛の言葉なんでもOK）を用意し、ロザリのビーズを指で一粒ずつ数える毎に自分のマントラを一文唱えます。そして合計108個を数えます。数珠を数えることで注意力を保ち瞑想を成立させることができます。自分で考えたマントラを唱えて3順で30分やればいいでしょう。生きる上での強いベクトルにするため、自分のマントラはあまり変更しないこと、脳へのインプットが弱くなるからです。

研究者も作家も美術家も同様のことをやっています。ヨガこそしませんが、目的を何度も確認しながら、まるで念仏を唱えるように、目標に向かって思考し、あるいは脳に情報をどんどんインプットします。

通常、問題意識を強く持っている人には、念仏は要りません。常日頃、問題解決のために調査し、情報を脳にインプットすることで目標達成のベクトルを強くします。そうすると、寝ている間、座ってリラックスする間、散歩している間に、降ってわいたように、潜在意識下で答えを作り込んで顕在意識に

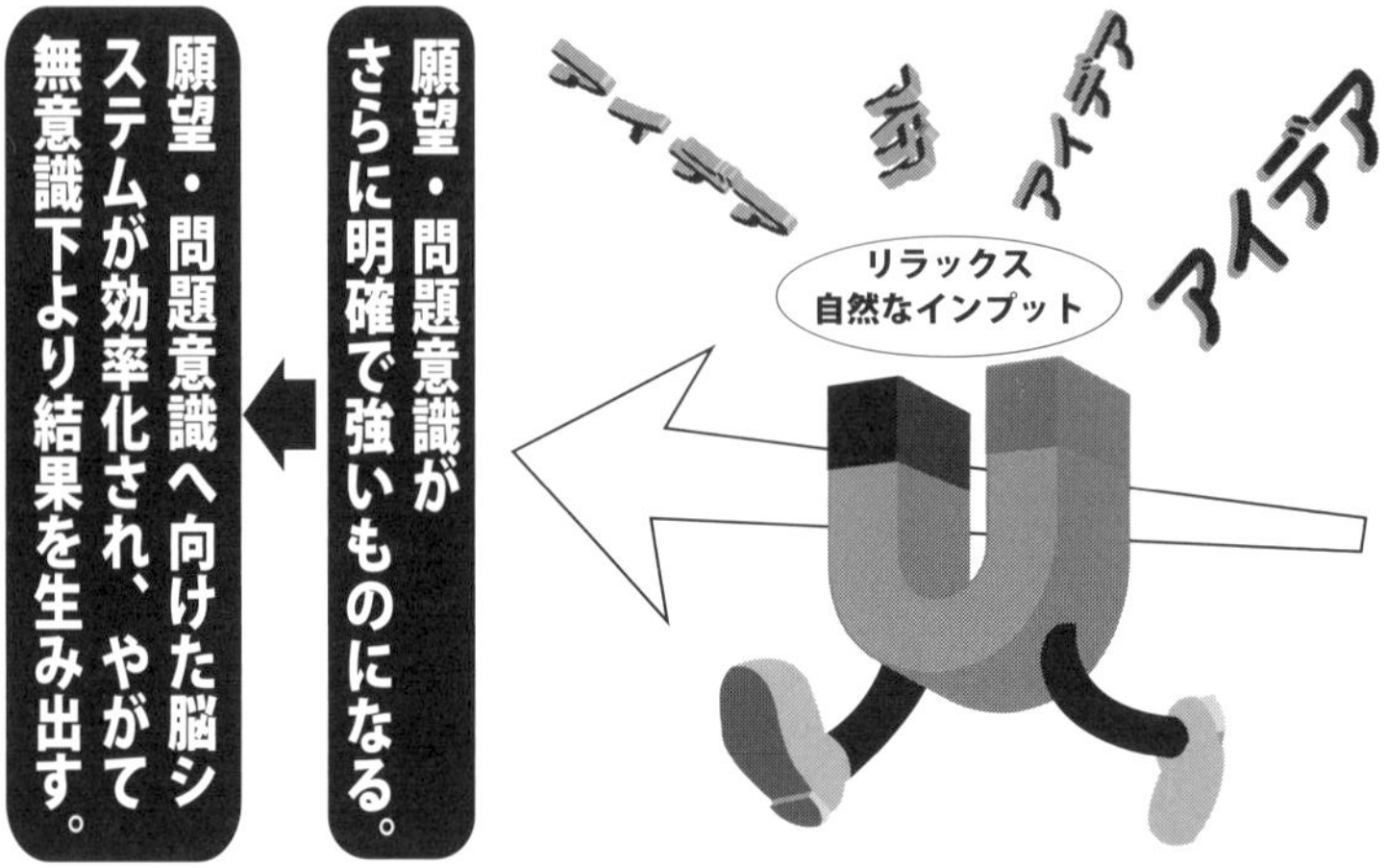
アイデア
アイデア
アイデア
アイデア
リラックス
自然なインプット
願望・問題意識がさらに明確で強いものになる。
願望・問題意識へ向けた脳システムが効率化され、やがて無意識下より結果を生み出す。

届けてくれます。西洋人は、これは神様からのプレゼントだと言うでしょう。東洋人は悟りと呼ぶかもしれません。

ヨガを知っている人はリラックス状態を故意に作ります。半眼で自分の知っているポーズを切れ目なく非常にゆっくりやると簡単にリラックスします。アルファ波が出て脳が癒されます。私はこれをマインドフルネスヨガが流行る前からやっています。これを利用して問題解決をしてきました。

「人間はアイデアを引き寄せて歩く磁石だ」と私は表現したいと思います。人間は数ある情報の中から、まるで磁石で発想を引き寄せるかのように情報を整理してアイデアを最適化していきます。そのプロセスとヨガとの関係を私は次のように考えています。

常日頃、課題を持ったら関連情報（アイデアの素であり栄養）をどんどん脳へインプットする。そして願望や問題意識を強くすると、情報から必要なアイデアの芽を選別して引き寄せようとする。まるで強い磁力が働いているかのように。関連情報を脳へもっとインプットすると願望や問題意識がさらに強くなります。

そしてヨガでリラックスする。そうすると、癒された脳細胞にアイデアの断片（芽）が集まってきます。次にアイデアの宅配を待つ。ヨガの他、無心で山を歩いたり、趣味に講じたりするのもいいでしょう。メディテーション時や散歩時の無意識状態や低意識状態で、潜在意識はとうとうアイデアの断片からアイデアを形にします。気が付けばほっかほっかのアイデアを顕在意識に届けます。

このように人間は目的に向かって情報を収集し、分析し、潜在意識下でアイデアを作り込みます。ヨガは創造に一役かっています。

アメリカのITエンジニアといえば、マインドフルネスヨガにより人工知能AIの開発を加速させていることが注目されます。日本では無力な金融政策から、技術革新による好景気が期待されています。

AIは利用を限定すればすでに使える段階にあります。しかし、一歩間違えば、悪用されるリスクと隣り合わせです。ヨガを継続し独走的な仕事をしている限り、恐れることはありません。知の冒険を楽しむことを知っている人は、AIを活用しながらヨガで創造性を育み一生涯楽しく暮らすでしょう。そういう人はAIが人間の知能を超え、社会が劇的に変わる転換点・シンギュラリティが訪れても驚かないでしょう。しかし怠惰な生活をしている人は恐れなければなりません。

AIが人間の知能を超えた日には全てのことを機械がやってくれ、人間は働かなくてもよくなります。

まるで奴隷を持った怠惰な支配者のようです。その状況は、かつてアヘンによって英国に牛耳られた中国・清の支配者と同じです。

イギリス人はインドの農園で製造したアヘンを清の支配者に売り財を得ていました。それをアメリカも真似、品質が落ちるトルコアヘンを清に売りました。清は支配者と奴隷の社会でした。支配者はマネジメントを行ない奴隷に働かせ、遊んで暮らしていました。シンギュラリティが来た日の人工知能を搭載した機械は清の奴隷と同じです。機械は文句一つ言わない奴隷です。そして人間は機械の支配者なのですが、遊びほうける様はアヘンでダメになった清の支配者層に酷似しています。アヘンに溺れて戦意をなくした清に日本が戦争を仕掛けて勝利したのが日清戦争でした。

ＡＩが人間の知能を超える可能性は否めませんが、人間の脳を模倣するアプローチで達成しようとしています。潜在意識下での活動時、ヒトはほとんどエネルギーを使っていません。世間を騒がしている人工知能が人間を越えるためにはこのような省エネ技術が必要になります。24時間休まずに潜在意識下でも処理する人間の特殊な脳のしくみを、ＡＩがコピーできるのでしょうか。

さらに、「ＡＩに真っ先に飛びつくのは組織犯罪集団である」と言われています。ヨガで体力、活力、脳力を強化して自己防衛をするのが先です。あるいはＡＩ技術者は倫理教育ソフトとヨガ普及ソフトを作り、この世から犯罪者を減らす努力が先でしょう。警察庁や公安は組織犯罪集団を撲滅し、ＩＴエンジニアを動員し、ハイテク犯罪の研究と防止対策を早急に行なわなければなりません。ＡＩの脅威を確認しておく必要がありそうです。そしてヨガで迎え撃つ選択肢を持っていなければならないでしょう。

今、ＩＴ技術者は大脳新皮質の再現を行なっている段階です。しかし人間の情報収集や分析は脳だけではありません。手足肌目耳舌皮膚お腹の太陽神経叢などからの情報さえ海馬に一時記憶し大脳で演算し、松果体が関与してひらめく、といった摩訶不思議な小宇宙を機械がコピーできるのでしょうか。

ところが人間の歴史において、否定的なことがたくさん実現されてきました。想像したことが実現されるのです。現に人工知能は分野を限定して急速に進化し、碁を打てば機械が勝利するようになりました。機械は私たちの暮らしに溶け込み、社会を変えつつあります。人間の全脳をコピーできれば、感情を持ち、私たちが落ち込んだ時、同情してくれ、助言をくれる友達のようなロボットが誕生してもおかしくありません。人が妄想したことを実現してきたのが文明の歴史だったのですから。

開発の最終目標は、表情を作って親身に同情し、一緒に悩んでくれる機械だと思います。そのためには、不安、焦り、絶望、悲しみ、気にしすぎること、約束、怒り、憎しみ、妬み、悩み、こだわり、他人からのあるいは自分自身が課した束縛、溺愛など、人間の負の感情さえ理解しないと友達になれません。そしてそれらは人にとって脳に取り付いて離れないアタッチメントであり常に脳のメモリーを占用してしまうように、機械にとっても大きなメモリーを食うのではないか。人は自分で自分を縛って、アタッチメントから逃れるために、あるいは課題の答を求め、脳は一生懸命演算を続けヒートします。さらに、アタッチメントが思考を邪魔し演算に集中できません。感情表現のためのメモリーは機械にとっても大きな負担ではないかと思うのです。

また、人間はルールや約束などを忘れないようにするために、常にネットワークに電流を流していますから疲労します。この点で機械はうまくやってくれそうですが省エネが課題でしょう。インド人はストレスの処理を上手に行ないます。優先度の低いことを家族団らんで忘れてしまうのです。これを私は前著書で「おとぎの国脳」と呼びました。ＡＩにとって、適宜、不要な情報を忘れることは大変な計算ではないでしょうか。

もし機械が感情も含めて人間の脳を完全にコピーしたとき、感情が機械にストレスを与え、メモリーにアタッチメントが溜まり、機械はどんどんエネルギーを消耗するようになり、電気を供給し続けない限り機械は虚しく止まってしまうのではないでしょうか。

5 カウンターヨガとは

本書のヨガスタイルはカウンターポーズで進行するカウンターヨガです。代表的なものが太陽礼拝です。身体の歪み、特に脳神経の束を収納している背骨の歪みを矯正し本来のポジションに復元する目的や、ある器官を圧迫したり伸ばしたりしてマッサージをする目的で、動きが逆のポーズを組み合わせるものです。身体の使い方が逆の関係にある２つのポーズをカウンターポーズの関係にあると言います。ヨガをカウンターポーズの組み合わせで進行することで正しい姿勢を体が思い出してくれます。例えば喉を「圧迫する」鋤のポーズと喉を「伸ばす」魚のポーズもカウンターポーズの関係にあります。鋤と魚のポーズは脊椎を曲げる方向においても逆です。

リズム呼吸に適したカウンターポーズもあります。立って前屈する動きと立って後ろに反る動き（後反）の組み合わせです。前屈と後反を繰り返すとリズム呼吸になります。カウンターポーズは無数の組み合わせがあると言っていいでしょう。

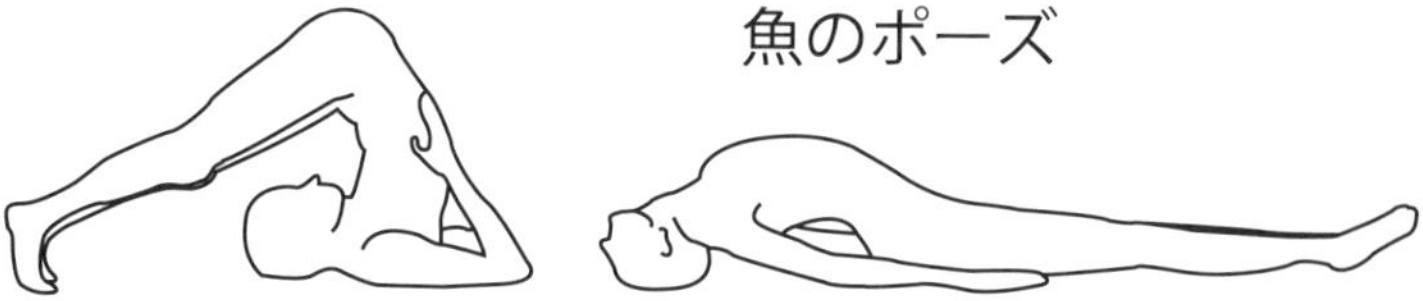

喉を圧迫し、脊椎を前屈させる「鋤のポーズ」（左）と、喉を伸ばし脊椎を後反させる「魚のポーズ」（右）はカウンターポーズの関係にある。

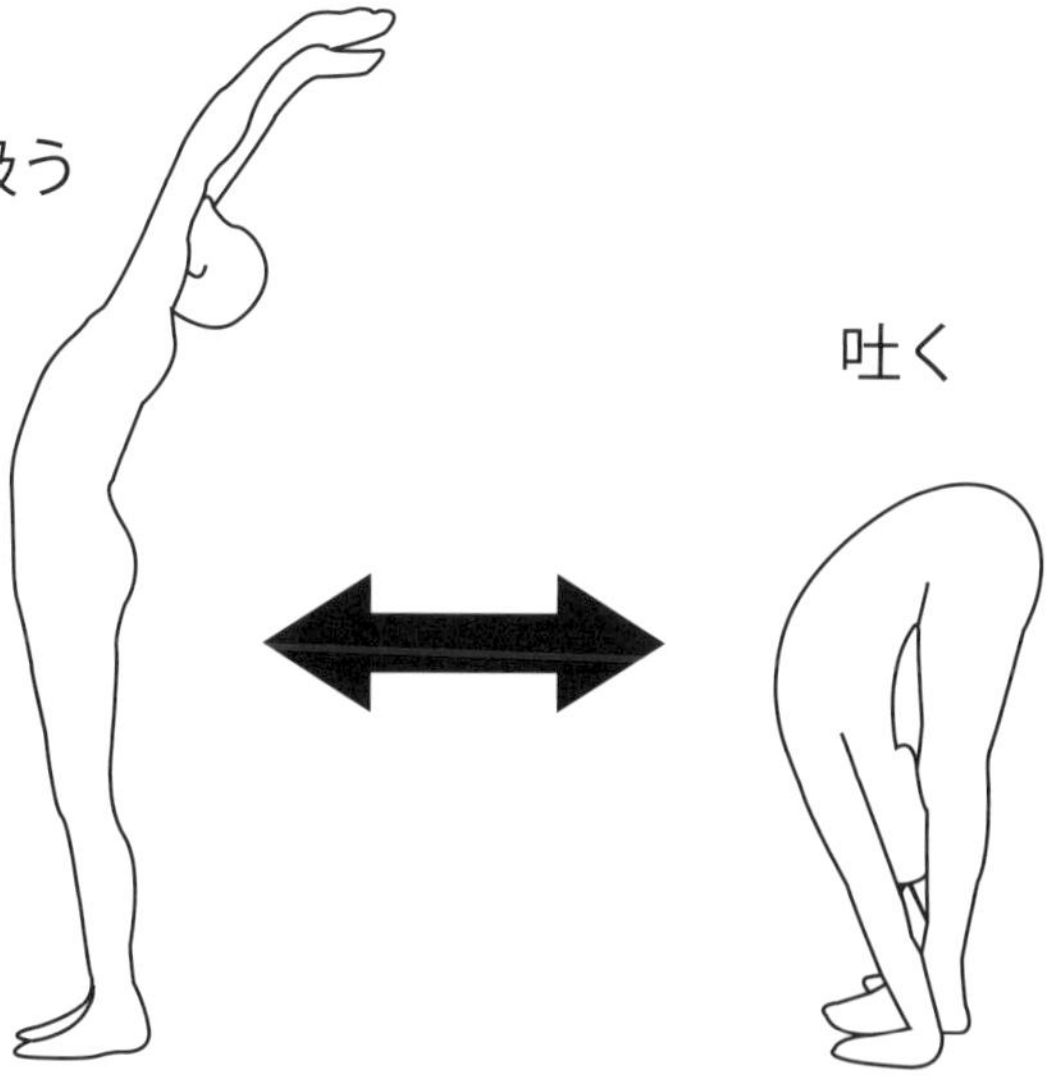

カウンターポーズを利用した「リズム呼吸」の例。
立って後ろに反りながら息を吸い、前屈しながら吐く。それぞれのポーズを丁寧に維持しながら１分間繰り返す。簡単にできるので、ぜひ日常生活で多用してみていただきたい。
※呼吸の原則＝鼻から吸い、鼻から吐く

カウンターポーズの組み合わせの例

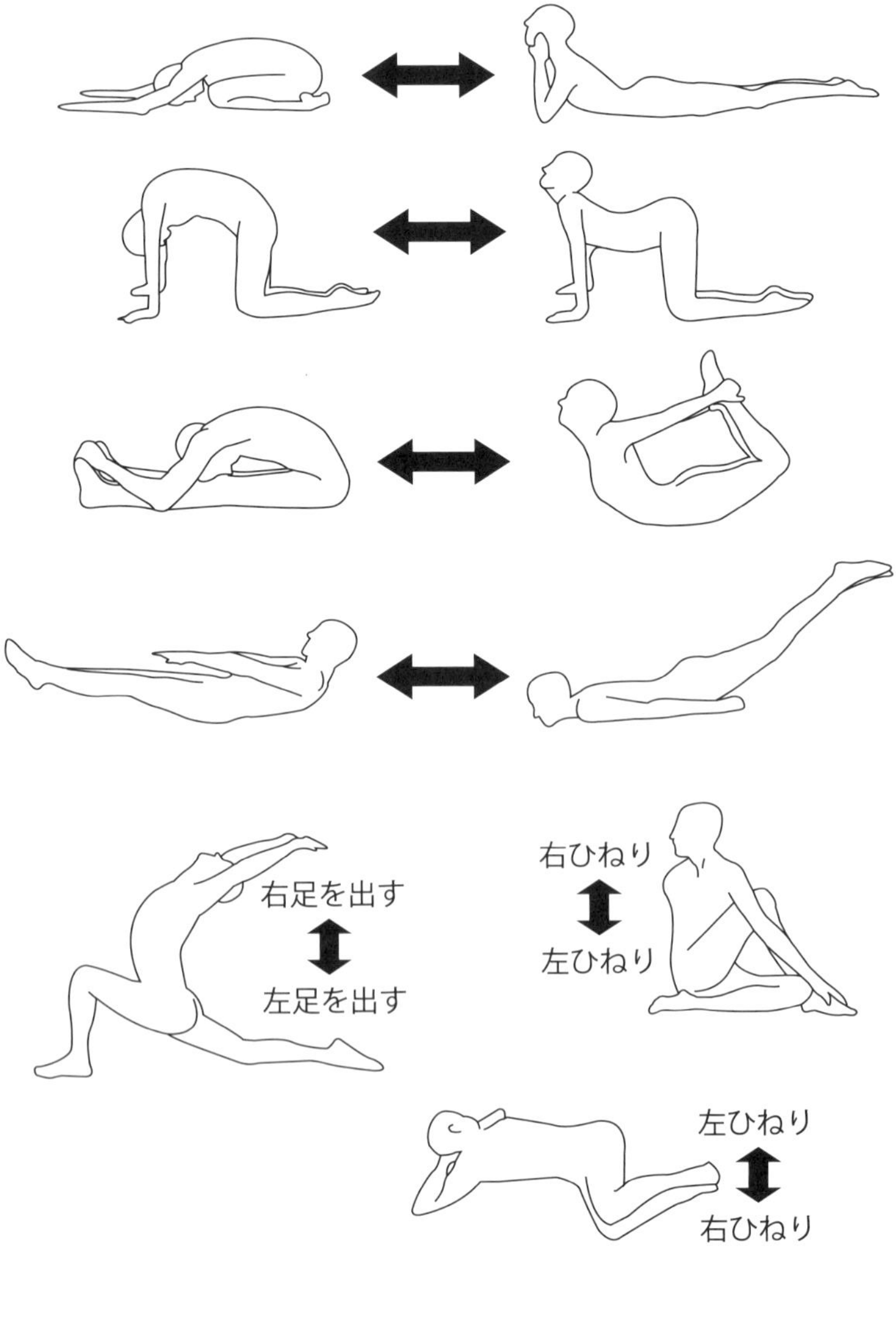

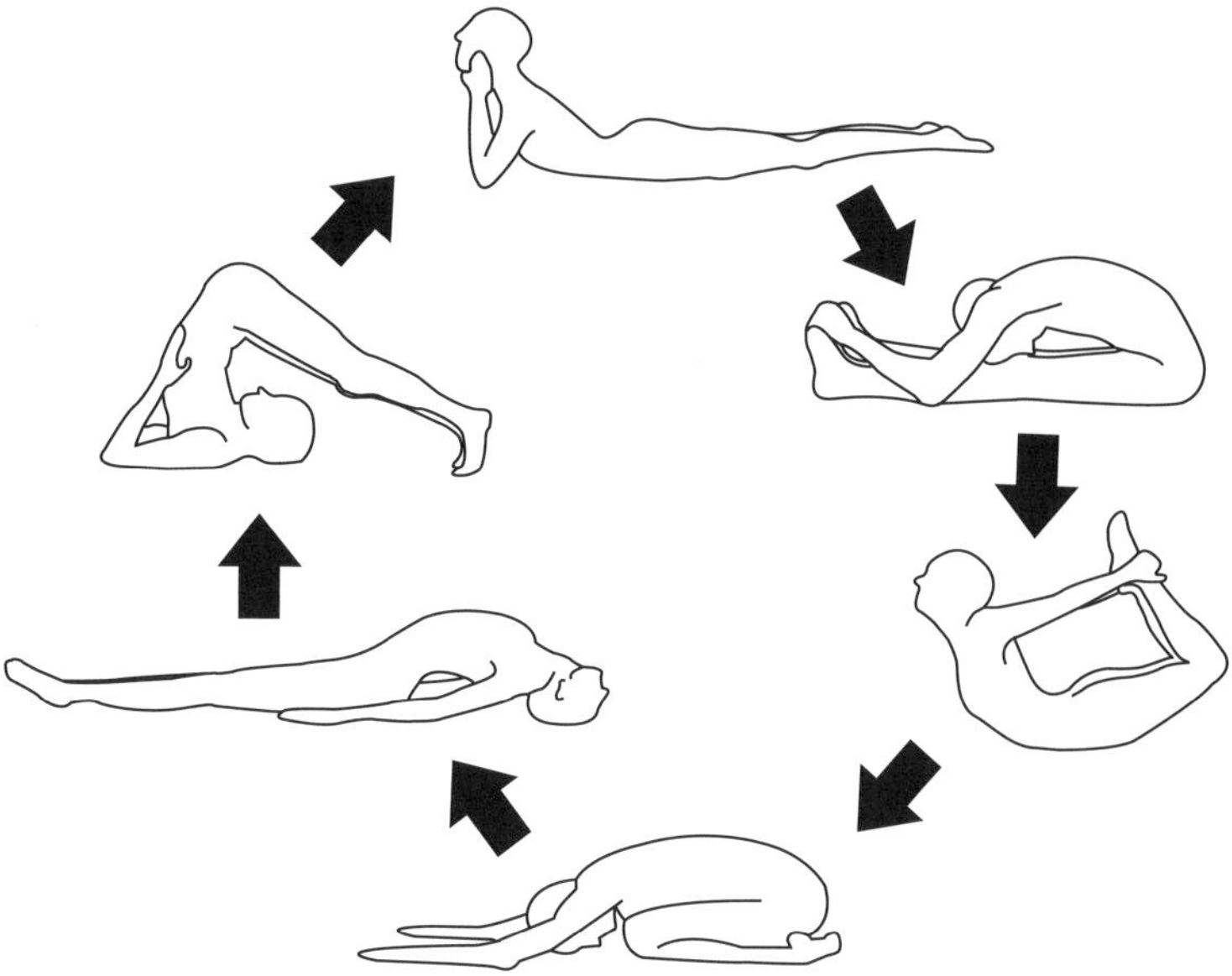

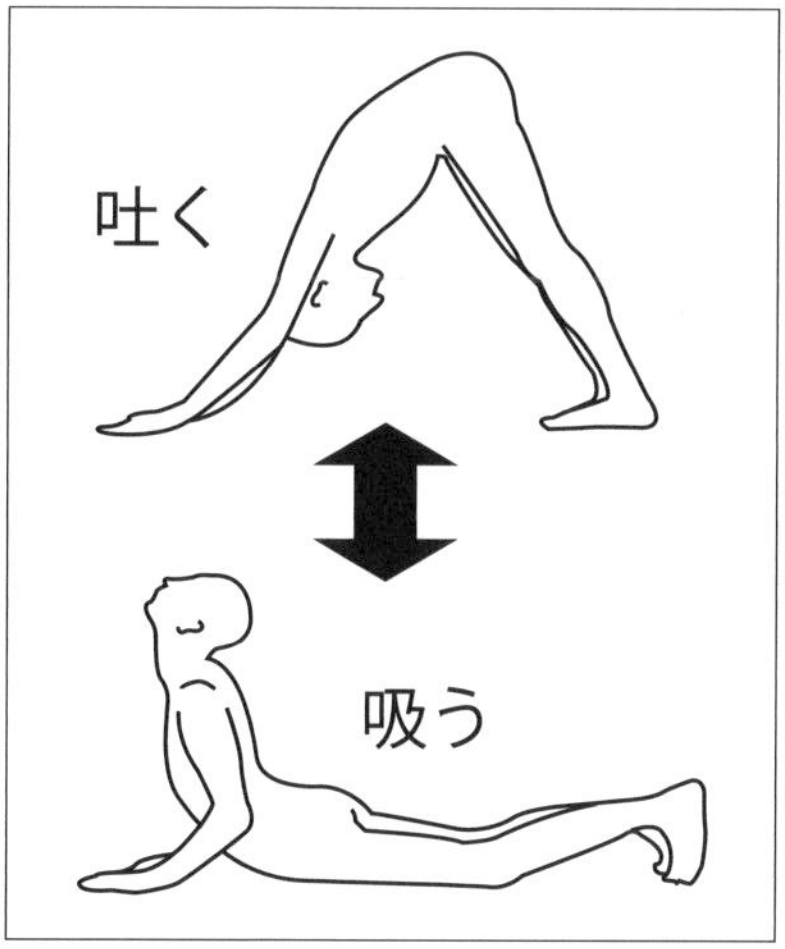

歪みの取れた身体の正しいポジションは、カウンターポーズの動きの間にあり、例えば、上図のようなポーズの一連を、ゆったりとした流れで行なってみると、徐々に体が正しいポジションを思い出します。あるいはリズミカルに左図の2つのポーズを繰り返すリズム呼吸を挿入します。

短いヨガではカウンターポーズの組み合

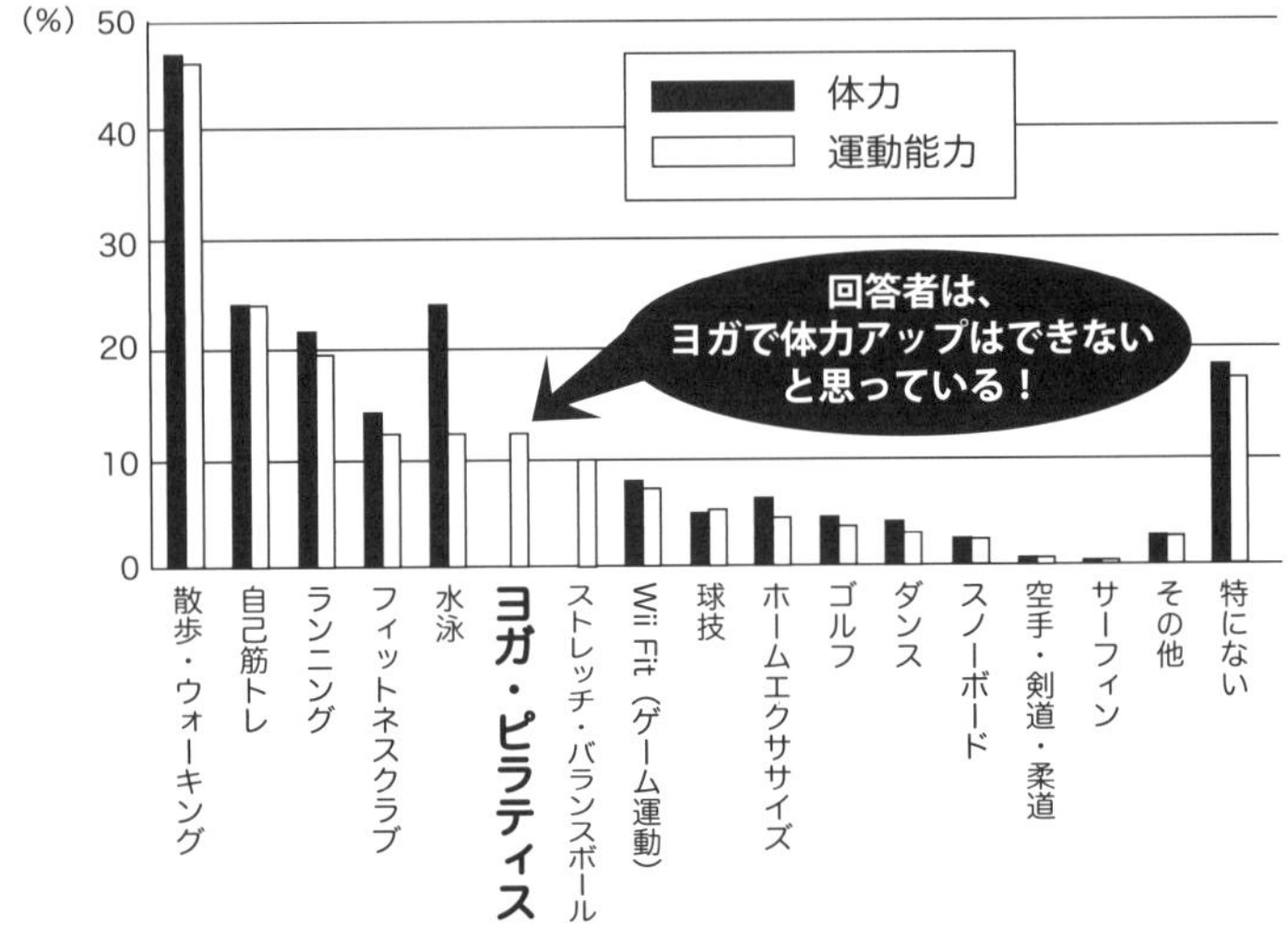

運動能力・体力に不安がある方がやってみたいこと
（『日本のクラブ業界のトレンド 2010 年版』から引用・追記）

わせによって進行し、目を閉じて一連のポーズを丁寧・スムーズ・無心に繰り返すと、癒し脳波が出現し脳が癒されます。

6 体力・活力・脳力強化計画

ヨガは非常に手軽な体力・活力・脳力強化のためのエクササイズとして世界で普及していますが、日本におけるヨガの認知度はどうなのでしょうか。

上のグラフは2010年に、株式会社クラブビジネスジャパンが20歳から50歳の1600人を対象に行なったアンケート調査結果です。

これは「運動能力・体力に不安があると思っている方が次に考えている対策」についてのアンケートです。ヨガに対しては「運動能力向上」を期待しているようです。ヨガで身体の柔軟性が増せば手足の可動域が広がり運動能力が改善されますから、自分で足の爪を切れなかった人がヨガをやれば自分で爪を切るようになります。だから、それは正しい認識です。

ところが、ヨガに「体力アップ」を期待する人はゼロでした。ちなみに広辞苑によれば、体力とは「身体の力、身体の作業・運動の能力、または疾病に対する抵抗力」とあります。実は、これがヨガに期待しているところなのです。よって体力をつけるには、ヨガをやり良質の食事をとることなのですが、ヨガを正しく理解している人はどうやらいなかったようです。ヨガの普及人口が100万人とも200万人とも楽天的に語られていますが、ヨガの普及はまだまだこれからだと言わざるを得ません。

なお、疾病に対する抵抗力に関し若干補足します。この点を過大に評価しないようにして下さい。確かにヨガにより心身システムの復元性能が向上し風邪への抵抗力がつきます。医療ヨガの本にはポーズの適応症を解説していますが、多くの疾病に対して効果があるように書かれていて、一応、これは正しいのですが、条件付きです。

ヨガは、①ポーズによるエクササイズ、②呼吸、③リラクゼーション、④食事法、⑤ポジティブな思考と瞑想、の5つの手段で行なうもので、医療ヨガでいう適応症は、正しい食事をし、いろんなポーズを組み合わせ全身の血行が良くなったころ、自分にとって必要なポーズを挿入し、正しい呼吸法を行なった時の相乗効果として得られるものだということです。ひとつのポーズだけやれば効果が出るというものではありません。このことはぜひご留意下さい。

問題の所在が具体的にわからない方は、先生の指導を仰ぐのがいいでしょう。また、大勢でマントラを唱え、あるいはヨガのハーモニーによって心をひとつにする時間は貴重ですから、時々ヨガ教室に参加するのはおすすめしたいところです。でも、ヨガの基本は自分の細切れの時間を活用し自宅で、自分が欲するヨガを発見し毎日行なうことです。まずは冒頭にあげた「脳力復元ヨガ」をなぞってみて下さい。最初は呼吸を気にせずやって下さって結構です。慣れてくれれば私たちの野生は動きに応じて正しい呼吸を自然に行なうようになるものです。そして後で、本編（第2章）で確認します。一日15分から20分、毎朝続けると、体力・活力・脳力の面白い医療効果を実感できるようになるでしょう。すでにヨガを実践している方は本書でヨガの知識を増やしていただくと、継続にとって強い動機づけになるでしょう。

本書を手に取り、お読み下さっているあなたは、間違いなくヨガに興味をもって下さっている方でしょう。でも、取り巻く環境が違えば動機などについては、実にさまざまだと思います。そのさまざまな人それぞれに、ヨガはフィットします。それが本書でご紹介するヨガなのです。

（1）全く時間がないという方

忙しくて全然時間がないッ！…という方はきっと多いでしょう。でも、大丈夫です。ヨガは短い時間でもできるのです。短い時間でもできるし、多くの方がヨガと聞くと想像してしまうようなアクロバチックなポーズをとらなくても効果があるものがたくさんあるのです。

生活や仕事の中で医療効果が高いポーズ、目立たないのでどこででもできるポーズをさりげなく行ない、一日のわずかな時の積み重ねにより体力・活力・脳力強化の相乗効果を期待します。

なお、短いヨガはひとつひとつのポーズを1分間ていねいに行なうことで効果が高まります。

短いヨガは体が温まった時間、空腹時を見計らってやることがポイントです。ヒトは1分間に18回呼吸しますから、ゆっくり呼吸しながら10まで数えると1分。体が柔軟な方はすでに十分に健康ですから、こういう短いヨガに即効性を期待できないのですが、骨格が固い人は血行が悪い部分が多いため、そこを刺激するポーズに出会えれば即効性を期待できます。いろいろなポーズをぜひ試してみて下さい。

●3分もあれば十分！　超短ヨガのススメ

A　自律神経失調症に悩む方、過度に緊張する人におすすめの〝呼吸法〟です。「短く吸い、息を止め（呑みこみ）、長く吐き、息を止める」を繰り返します。1分間に4回のペースで3分続けます。遅い呼吸はセロトニン効果で気持ちを落ち着かせ、赤面症やあがり症の方に絶大な効果があります。

呼吸だけですからいつでもできます。例えば入試の試験の席についてスタートを待つ間や、出番を待つソロの音楽家やアスリート、演説家、打順を待つバッター……などという場面でぜひやってみて下さい。周りに悟られることはありません。非常にゆっくりと呼吸をする習慣を身につけましょう。

B　人前で発表する人、劇団やダンスチーム、チームワークが求められるスポーツなど、チームの中には緊張性の人がいたりするものです。キャプテンは「落ち着け！」などと言う前にぜひこれを全員でやってみて下さい。前項でご説明した呼吸法もいいですし、交互呼吸法の後、ゆっくり呼吸しながら1分間つま先立ちで背伸びをするポーズをするのもいいでしょう。これによって自律神経が調整され、緊張を取り常日頃の練習通りのパフォーマンスを引き出します。

C　背伸び、前屈、立って反るポーズは、事務仕事でこわばった体をリセットするいい方法です。なによりも事務所でやっても目立ちません。ゆっくり呼吸をしながら1分間ポーズをこらえます。3つのポーズを丁寧にやっても仕事を中断する時間は3分です。今の段階では目立たないようにやるしかないの

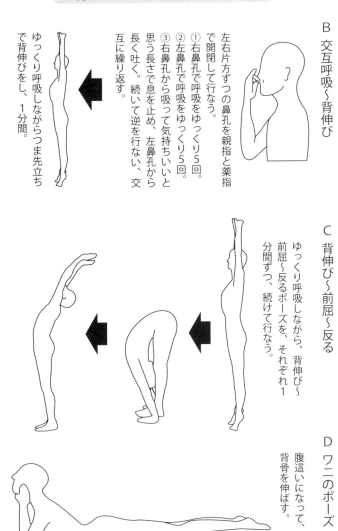

B 交互呼吸〜背伸び

左右片方ずつの鼻孔を親指と薬指で開閉して行なう。
①右鼻孔で呼吸をゆっくり5回。
②左鼻孔で呼吸をゆっくり5回。
③右鼻孔から吸って気持ちいいと思う長さで息を止め、左鼻孔から長く吐く。続いて逆を行ない、交互に繰り返す。

ゆっくり呼吸しながらつま先立ちで背伸びをし、1分間。

C 背伸び〜前屈〜反る

ゆっくり呼吸しながら、背伸び〜前屈〜反るポーズを、それぞれ1分間ずつ、続けて行なう。

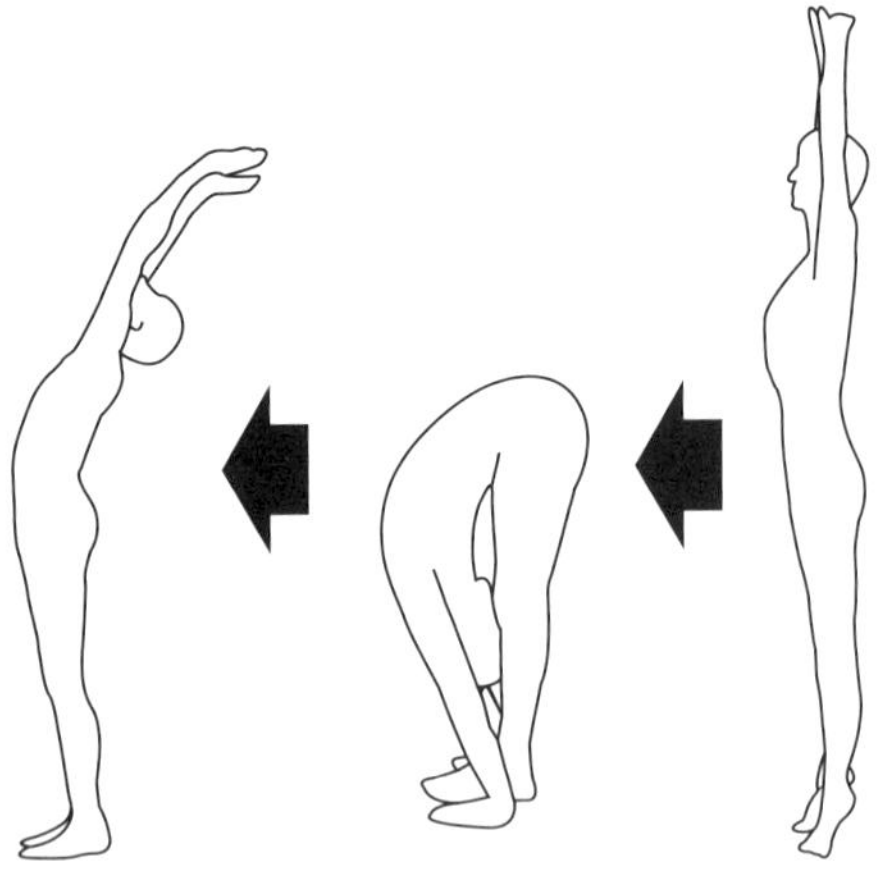

D ワニのポーズ

腹這いになって、背骨を伸ばす。

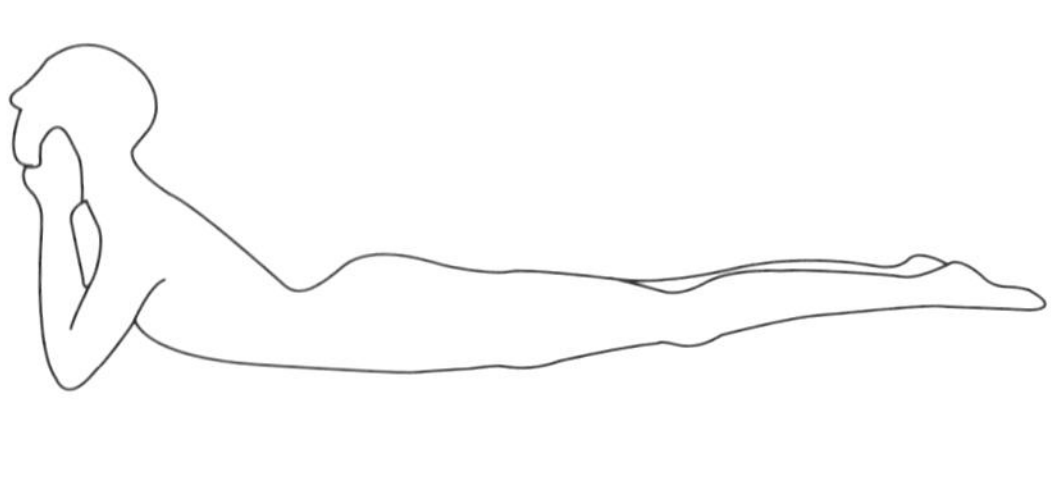

痩せたい方のために

A代謝ホルモンを分泌するポーズ

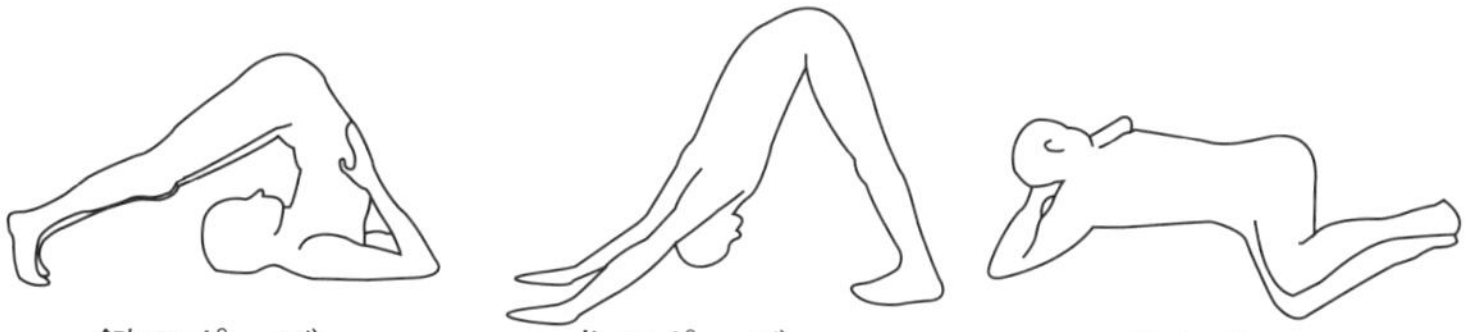

鋤のポーズ　犬のポーズ　ひねり

ですが、仕事の能率アップを考えれば、アップル社やグーグル社といったアメリカの大手企業が採用しているように、日本の経営者もヨガを導入するべきです。

D　書斎で机に向かう時間が長い時に私が行なうヨガは、ワニのポーズです。これを1分やって背骨を伸ばすと元気が戻ります。受験生にもおすすめします。

（2）とにかく痩せたいという方

まず糖新生という生理を第5章でご理解下さい。朝早く起きて勉強するだけでミトコンドリアが脂肪からエネルギーを作り脳がエネルギーを消費します。

A　鋤のポーズ、犬のポーズ、ひねりなどのポーズは甲状腺、副腎を刺激し、代謝ホルモンが分泌されます。鋤のポーズは喉と胸を強く圧迫していますので時間をかけてゆっくり足を元に戻して下さい。

B　ヨガのポーズをゆっくりと負荷をかけながらやると無酸素運動となり、筋肉が鍛えられて内臓脂肪が燃えやすくなります。その後、散歩や通勤の有酸素運動で脂肪が燃えます。無酸素運動は、スクワットでもいいでしょう。脊柱を鍛え気の通りが良くなりますし、体でもっ

痩せたい方のために

B 内臓脂肪を燃えやすくするポーズ

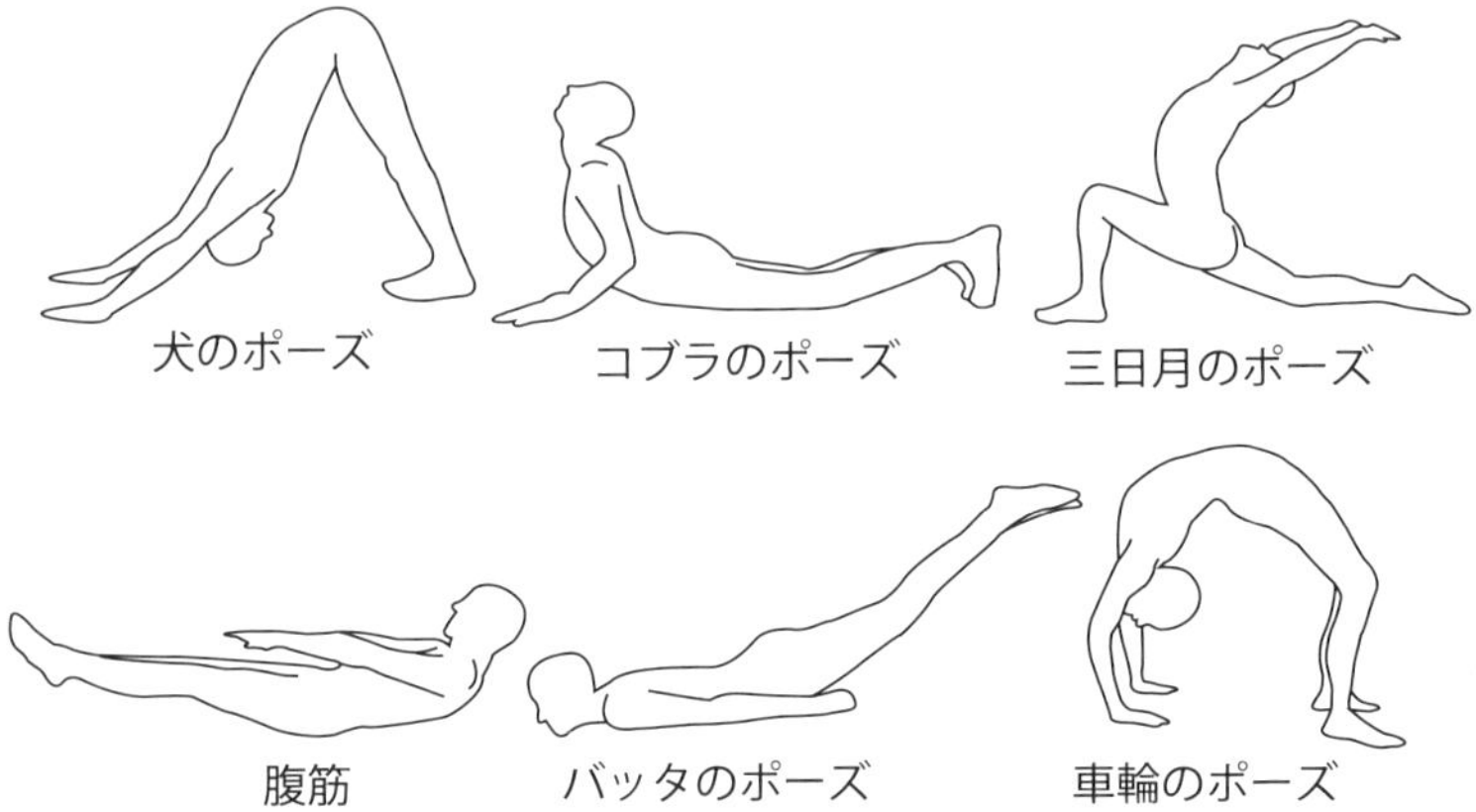

とも大きな大腿筋はミトコンドリアが一番多いですから消費カロリーも高いです。ご自分でやる筋トレをゆっくりやればヨガになります。その際、ゆっくり呼吸しながら筋トレを1分こらえるのが唯一のルールです。無酸素運動として筋肉が鍛えられるポーズとしては、上掲のようなものがあります。上手でなくても、固くても結構、このような形を維持しようと努力するだけで、筋肉が鍛えられこれらのポーズが持つ医療効果も期待できます。それだけで立派な医療ヨガです。

(3) 脳力向上に集中したいという方

とにかく脳力向上だといって本書を手にした方は生活にヨガの要素を取り入れて下さい。

いろんな場面で簡単なポーズを行ない、一日の積み重ねにより脳力強化の相乗効果を期待します。ラジオ体操、散歩、スポーツなどの運動を習慣にしている人なら、肉体が強化され体が温まっており、ス

脳力を向上させたい方のために(B)

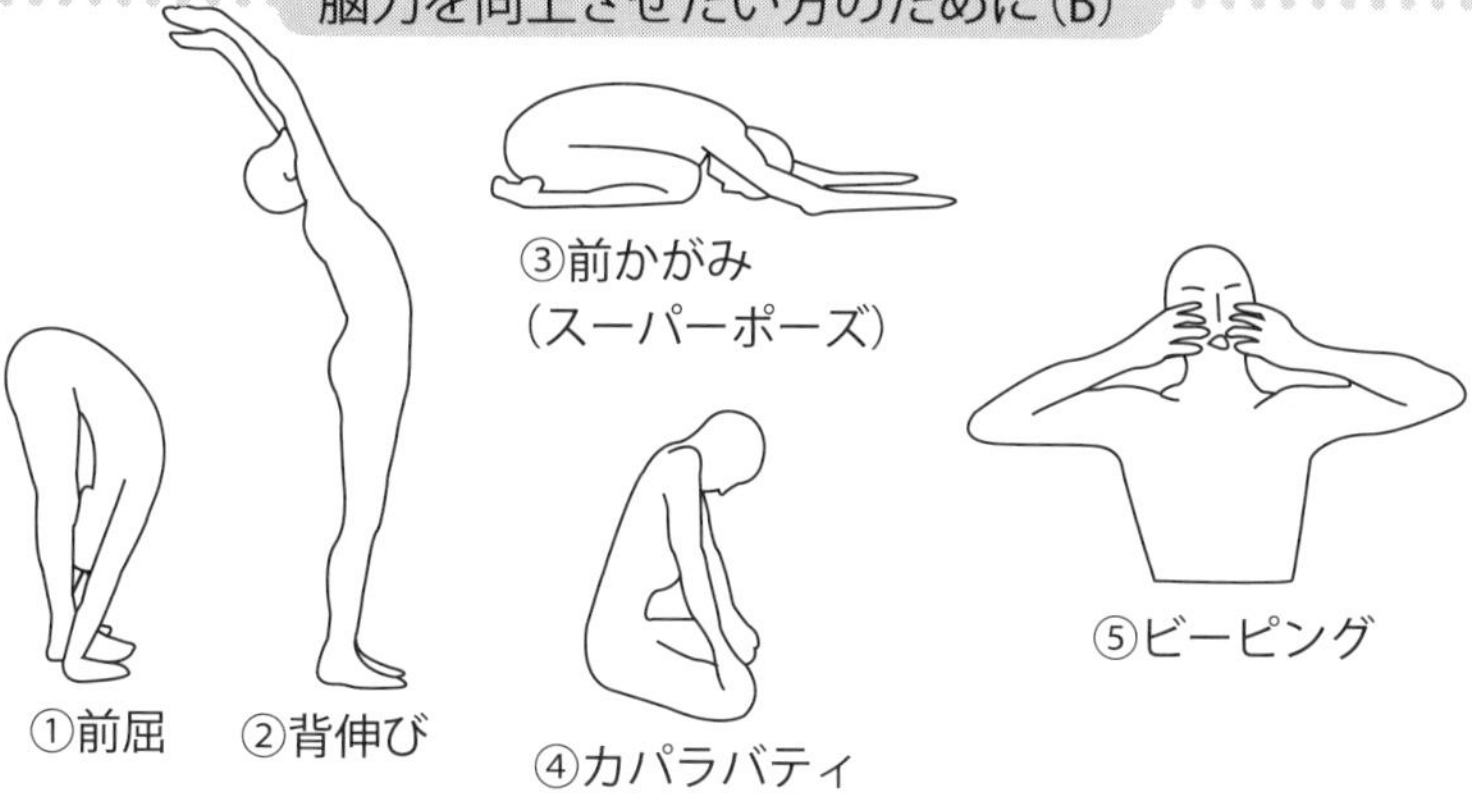

トレスが取り除かれ血行がいいですから、自宅に戻ってからリズム呼吸・カパラバティとビーピング（第2章参照）を3分間行ないます。脳神経を刺激し、脳はヒーリングされ脳力が改善されるでしょう。散歩も通勤も運動もしない人、体の血行が悪い人は、残念ながら3分程度のヨガで脳力アップは期待できません。普通に活動している人、散歩をしたり、歩いて通勤をしたり、仕事をしている人は体が温まっているため次のようなアプローチで脳力アップは期待できます。

A　呼気（吐く息）に意識した生活を行なうと、癒し脳波アルファ波が出現します。吐く息でパワーが最大になり活力として体に蓄えられます。人は吸う力よりも吐く力が弱いため二酸化炭素が吐ききれず肺の中に滞留しています。まずは、生活の動作と連動するように呼吸して下さい。

B　立った状態から、①前屈と②反るポーズを仕事場や電車を待つ間、何度かやってください。仕事場で椅子に座って③前かがみ、家では空腹時に正座して③前かがみの状態を10秒くらい維持した後、頭を起こします。これをゆっくり呼吸しながら1分間繰り返します。脳神経を刺激します。その行為が、内臓をもマッサージしてくれ脳神経伝達物質を分泌する環境が整い、脳下垂体や副腎、生殖腺などの内分泌腺の血行を良くしますから体調を整え、ストレスも取り、体内の炎症を抑えますから、仕事に集中できるようになります。できればさらに、④カパラバティや⑤ビーピングを1分やってもらえば五感が鋭くなってリフレッシュします。

C　逆立ちを1分やり、頭を床から離さずに1分くらいリラックスして下さい。体がこなれた時間帯である仕事が終わった後がベストです。

脳力を向上させたい方のために(C)

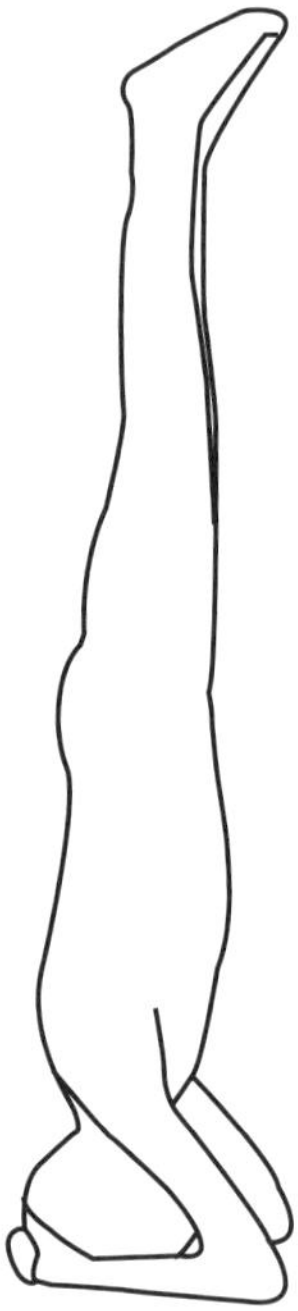
逆立ち

D　太陽礼拝、あるいはムーン・サリュテーション（第4章参照）を力強く3分間だけやってみて下さい。体力をつけ脳神経を刺激しストレスをとり気分を爽快にしますから脳力アップになります。

E　脳を活性化する上で総合化は大切ですから、生活でできる様々なことをやるといいでしょう。脳トレよりも、脳を休めて脳を癒すべきでしょう。癒し脳波が期待できる音楽や居眠りがいいでしょうし、

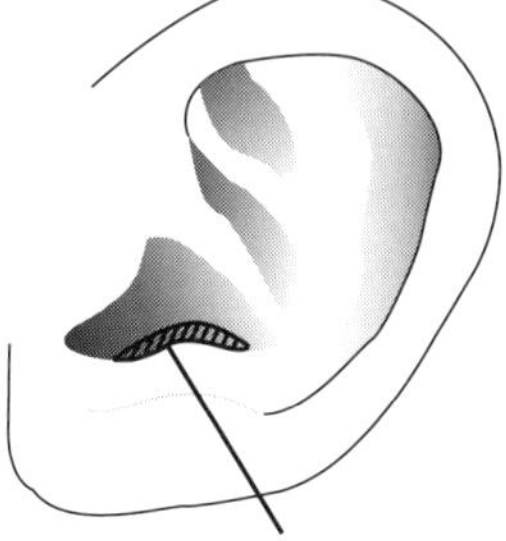

入浴時に足の親指をよくマッサージし、眠くなったら耳にある脳の反射区（上掲図参照）に中指を当ててマッサージすれば脳を刺激し眠気が消えます。

（4）深いレベルで活力が欲しい、迷いから脱却し天命を聞きたい方

急がば回れです。瞑想をやりましょう。満足のいくレベルに達するには時間はかかりますが、最初は目を閉じ心がさまようまま瞑想をします。目を閉じて座っているだけで癒しの脳波が出現します。第3章でチャクラを理解していただき、あなたの課題に符合するチャクラに集中して瞑想し、活力を増幅しチャージする過程で、あなたの課題は改善に向かいます。

それに先立ち、冒頭の準備運動（負けん気を取り込む準備運動）と脳力復元ヨガを行なうと楽に座ることができます。

（5）私のヨガは過去の病歴に因んだポーズ

時間があるとき、朝は脳力復元ヨガ、夕方はムーン・サリュテーションをやりますが、忙しいときは短いヨガをやります。私はウェイト・トレーニングの失敗で腰を悪くし以来慢性腰痛に悩まされてきましたから、長いヨガ経験でそれに配慮した自分に合った方法を知っています。すでに治った故障でも体

四肢と胴体の準備運動

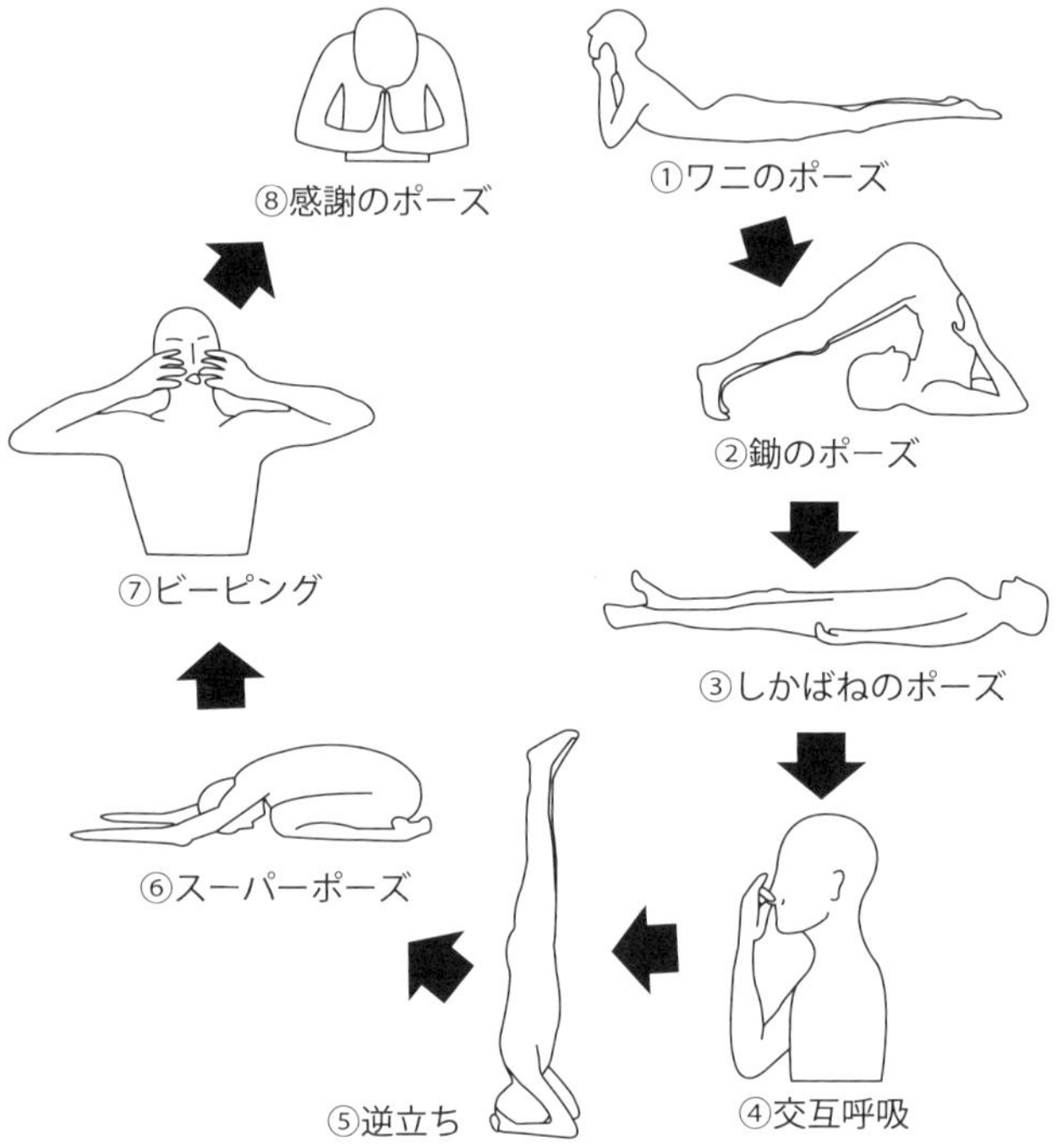

質的、性格的に再発する可能性があります。そこで病気の歴史をヨガで追い再発防止を狙います。私の場合、組み合わせはよく変えますが、腰痛と坐骨神経痛と十二支腸潰瘍の病歴を考慮すると次のようになります。

●四肢と胴体の準備運動

起きて正座し感謝、①ワニのポーズ、②鋤のポーズの後、③仰向けになりリラックス（しかばねのポーズ）、④正座し交互呼吸、⑤逆立ち、逆立ちが終わっても頭を床につけたまま⑥座位スーパーポーズ、⑦正座しビーピングを行なって頭部に振動

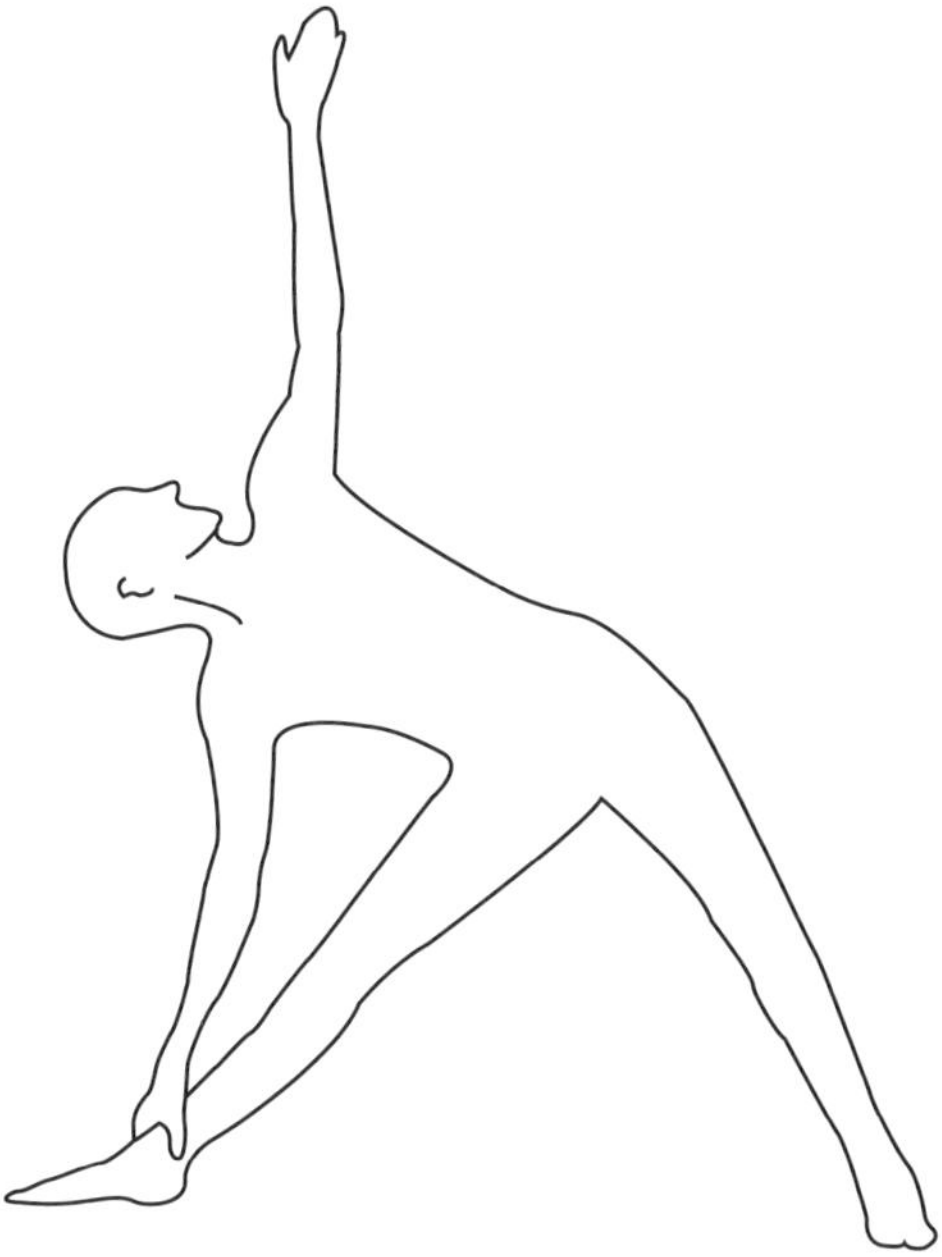

トライアングルのポーズ

を与え、⑧感謝のポーズで終わります。

以上で10分弱です。これだと毎日できます。

他にも、日中、公園を通りがかった時にトライアングルのポーズ（両足を開き右足を右方向に向けて両腕を水平に開き右に傾けて右足首を掴み、左手を目でとらえること1分）を左右で2分行なうと、脳がすっきりし脊椎の脳神経から全身の末梢神経に電気がつながったことを感じます。

第2章

脳力復元ヨガ

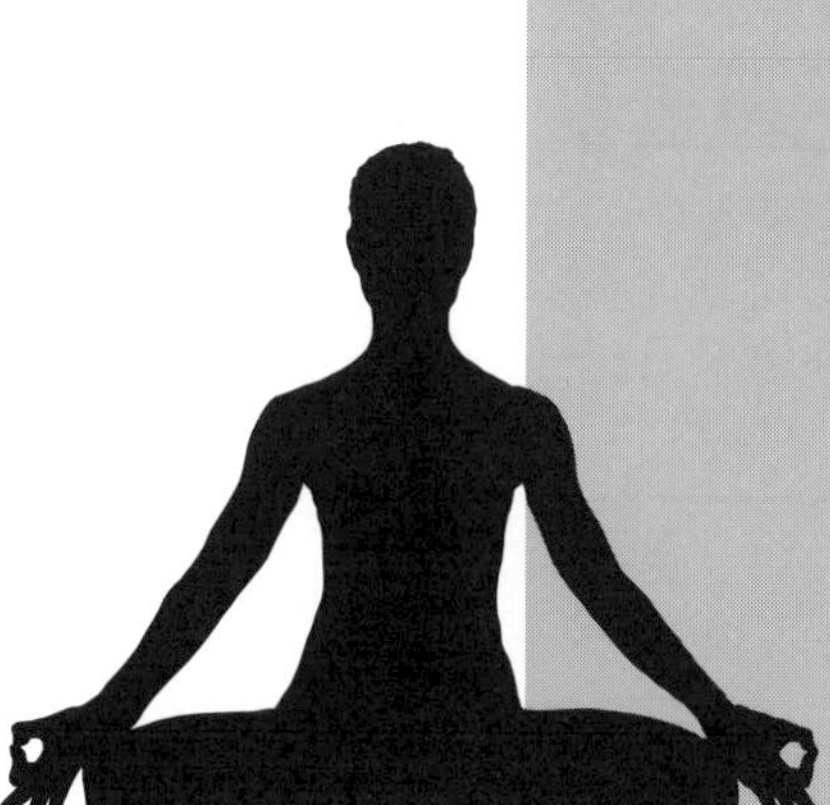

もう十分におわかりだとは思いますが、ヨガを行なうと脳のメモリーを占用しているアタッチメントを取りメモリーに空き領域ができます。血行を良くし代謝をよくし体力がつき、レスポンスの高い運動能力が得られます。そうすると、目が輝き、生きる喜びに溢れます。それがヨガですから、脳を直接刺激したり脳内ホルモンを出すポーズを挿入して脳力を復元することに特化したヨガが脳力復元ヨガです。

1 さっそく脳力復元ヨガをやってみましょう

脳力復元ヨガの効果は、脳の回路を活性化するだけではなく肉体の健康にもいいので、忙しいビジネスパースンの毎朝のヨガに最適です。脳力復元ヨガは腰に負担をかけずに楽に座るための準備運動にもなりますから日曜日のメディテーションの前の準備運動としても欠かせないものです。

さて、本章でご紹介する脳力復元ヨガはすでに本書冒頭にあげさせていただきました。もう、やっていただいた方が多いかもしれませんね。ここではもう少し詳しく解説しながら、再び脳力復元ヨガに取り組んでみましょう。

ポーズが難しいと思ったときは【呼吸のマジック】を利用しましょう。息を吐くことに集中すると気のパワーを高めることができます。別の言い方をすると、息を吐くと無駄な力が抜けて今必要なことに集中できるためです。俗に言われる「火事場のバカ力」を発揮します。これが呼吸のマジックです。演説家、歌手、アスリートなどはこのことを知っています。

深く太く吐いた声にパワーがあり説得力を増すことを演説家や歌手は利用しています。演者はセリフを吐いたときにいい表情をつくります。運動選手は吐く時に一点に集中し最大のパワーを引出します。バッターはヒットを打ち、ゴルファーはナイスショットを放ちます。ポーズが難しいと思ったときは息を短く吐いてそのポーズを決め、ゆっくり吐きながら踏ん張り、形を整えていきます。不完全でも医療効果はありますから、くれぐれも無理はしないように。

なお、鼻が詰まっていたら呼吸法ができませんから次の鶴のポーズを30秒、バランスを崩しても繰り返しやって頑張ってみて下さい。

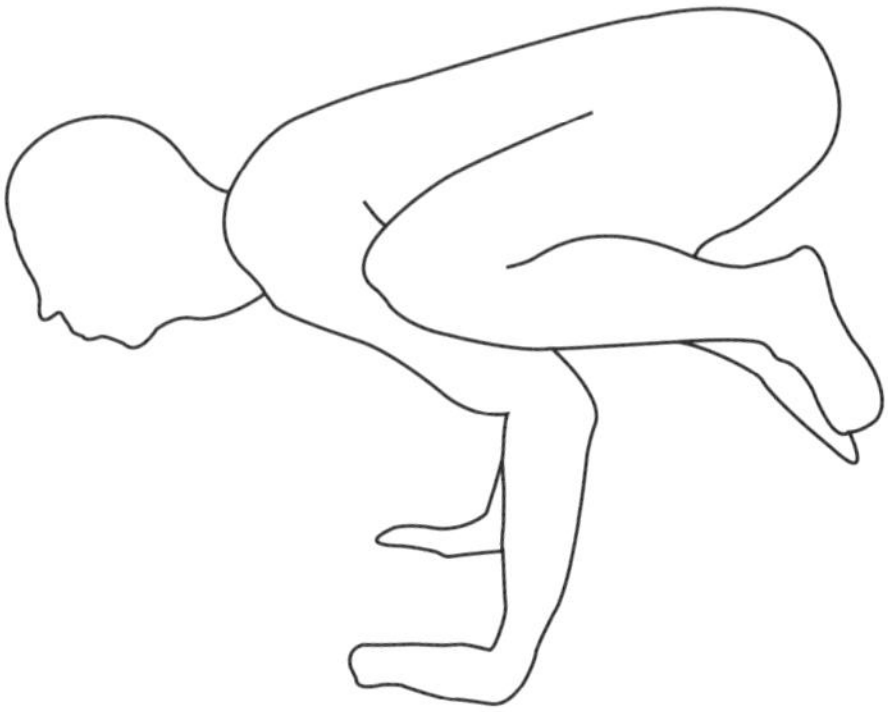

鶴のポーズ

●鶴のポーズ

鼻の通りが良くなります。不完全でいいです。額から床に落ちた時のために、ヨガマットがなかったらバスタオルを額の下に置いてからやって下さい。

便　益：バランスを良くし、集中力を養う／上肢の筋肉と関節を強化する／腹部内臓の調整／内耳や目を強化する

適応症：上肢関節の固化／上肢の機能低下／集中力低下／腹部内臓の虚弱

本書のヨガの便益と適応症は、基本的にインドの外科

医 J.T.Fhah 著『Therapeutic Yoga（医療ヨガ）』より引用し、不足する場合は Swami Satyananda Saraswami 著『Asana Pranayama Mudra Bandha』通称オレンジブックより引用します。

脳力復元ヨガを単独でやる場合、15分から20分、時間に余裕がある時は各ポーズをゆっくりやります。リラックスして仰向けになるだけの「しかばねのポーズ」を適宜挿入して休みながらやるといいでしょう。なお、関節が固い人は、普段運動をしていなかったり、お酒により、あるいは食事が肉食中心だったりして固化していますから、少しずつ動かしてください。血行が良くなって痛みも取れ、体がやわらかな人よりも医療効果があります。

ヨガは、まずやって、自分の体で感じて、自分にあった形を発見することで医療効果が実証されて発展してきました。そういう意味で私がかつて虚弱体質だったことやスポーツで故障して関節が固まったことや、病気が絶えなかったことは、逆にヨガの研究にとって幸いだったのかもしれません。

ポーズは後で詳しく解説しますが、まずは全体の流れをみてみましょう。これはカウンターポーズの流れで組み立てています。冒頭のチャートに書いてあることを以下に簡単に説明します。

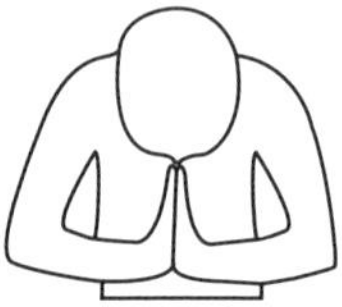

感謝のポーズ

①深い感謝のポーズは脳神経シナプスを活性化し、快い緊張感が心身にみなぎります。

②長く息を吐く犬のポーズと、カウンターポーズに当たるコブラのポーズを交互に繰り返します。これらの呼吸は逆で

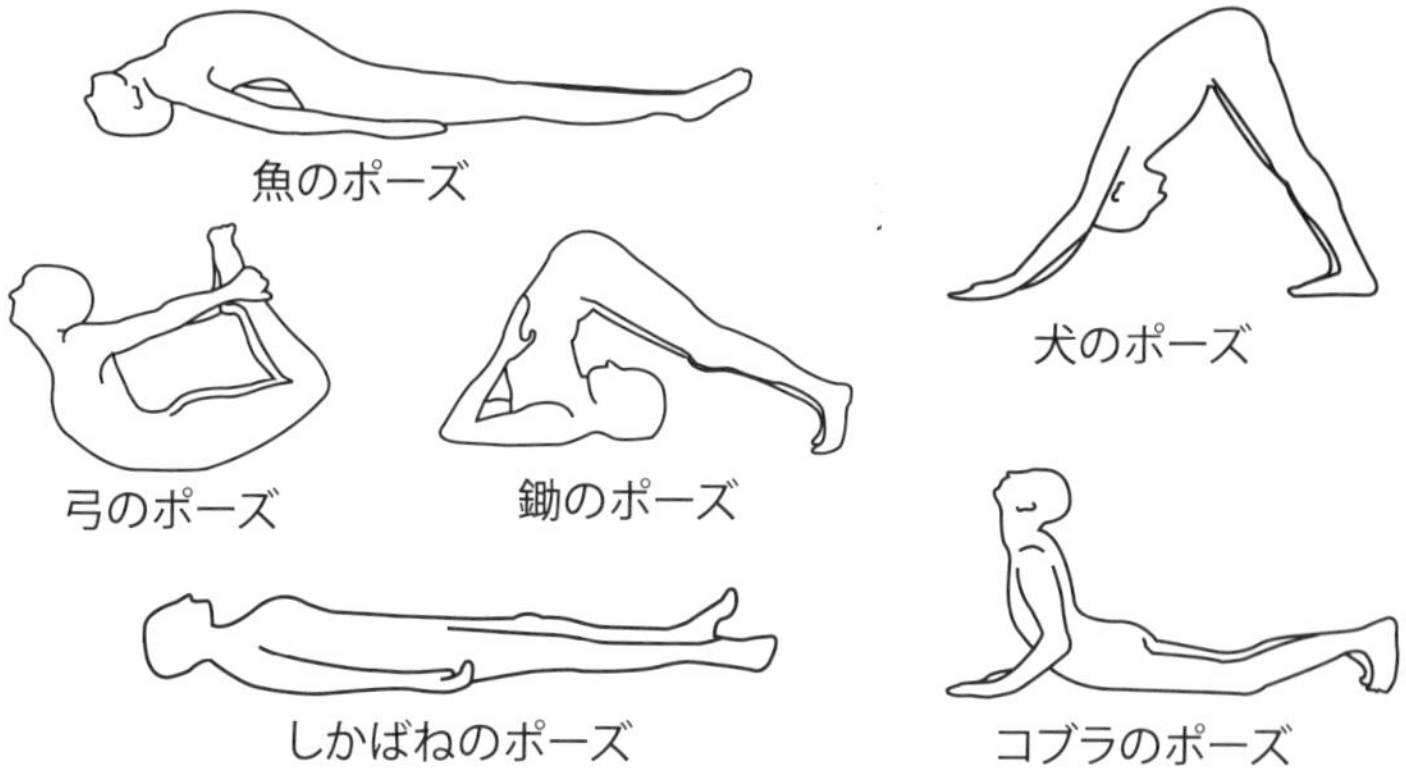

すから1〜2分間くり返しますとリズム呼吸になり深い呼吸を助け内臓の自己マッサージを促進します。体の歪みを矯正し、脊髄の気の通りを良くします。記憶力、集中力を改善します。

③魚のポーズは1分間維持、心身システムを整え、腕から背中をストレッチし後頭部を刺激し脳をリラックスさせます。

④鋤のポーズは背中をストレッチし、お腹をマッサージします。この形を作る努力をするだけで医療効果はありますから無理をしないように。お腹が圧迫されている状態ですから、ゆっくりと自然呼吸をすると横隔膜が動いて腹部内臓を動かしていることがわかります。これが自己マッサージです。どちらでもお腹の調子を整え、第二の脳と言われる太陽神経叢（お腹の中央）を刺激し精神を安定させます。1分くらいポーズを維持して仰向けに戻る時は時間をかけて胸と喉の圧迫をゆっくりと緩めるようにしてください。その後、しかばねのポーズで休んでください。

⑤弓のポーズで腹圧を強くして第二の脳・太陽神経叢を刺激します。体を柔軟にするとともに、全身のたるみをとります。

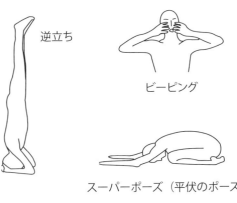

逆立ち

ビーピング

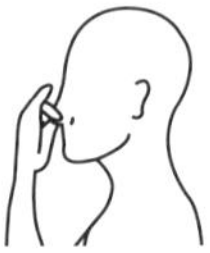
交互呼吸

スーパーポーズ（平伏のポーズ）

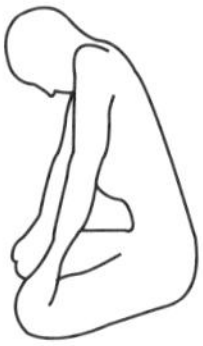
カパラバティ

息を吐きながら力を込めてゆっくり弓を強く張ります。

⑥交互呼吸：これまでのポーズで座る準備ができました。座って行なうポーズの場合、自分が楽だと思う方法で頭と膝で三角形を作り座ります。地球の磁気の方向に対して直角になるか平行になるようにすると磁気的な波動のエネルギーを利用できると言われています。よって北か東を向いて座ります。交互呼吸は自律神経系を整えるヨガです。緊張する場面の前の待ち時間にやると効果的です。

⑦リズム呼吸（カパラバティ）：膝の上に手を置いて座り背筋を伸ばして一定のリズムで小刻みに呼吸を30回行ないます。短く強く鼻から3倍速で吐き出します。吸気は意識しません。はためから見ればただただ息を吐いているように聞こえます。スピーディに30回ですから酸欠になることはありません。強く鼻から吐き出す意識、30回目に強く息を吐くと同時に、息を止めおへそに力を入れてへこませ、数秒そのままの姿勢を維持します。両手を握り「よしッ」と気合いを入れる時と同じ形です。これをバンドゥと言って、気をお腹にロックします。バンドゥから姿勢を元に戻したと

き空気が勢いよく肺に入ってきます。2回から3回繰り返します。文章で伝えるには少し難しいので、「カパラバティ呼吸法 動画」で検索して動画を見ていただくことをおすすめします。
⑧ビーピングで頭部に振動と音を与え宇宙のパワーをいただきます。五感を鋭くしストレスをとります。
⑨逆立ちでホルモンの分泌を整え、脳力を鍛えます。終われば床に頭がついたまま次に進みます。
⑩スーパーポーズ（平伏のポーズ）で全身をストレッチリラックスさせます。
⑪感謝のポーズで終わります。

現代人はストレスにより脳が痛めつけられ続けています。さらに追い討ちをかけるように脳トレを行なって脳にストレスを課しています。これは間違いです。もともと人間は創造的に生まれてきています。ですから瞑想や以上のようなヨガで脳を休ませて脳細胞を修復することが創造脳を作る上で必要不可欠です。修復には脳を深く休ませるメディテーションがいいのですが、忙しいビジネスパースンは毎日メディテーションをする時間がないと思います。日ごろ脳力復元ヨガを朝晩15分から20分間行ない、脳を活性化し、週末にだけ脳力復元ヨガとメディテーションをセットで行なうのが現実的であろうと思います。脳力復元ヨガは記憶力などの脳力を改善するヨガのポーズを組み合わせたものです。もちろん採用したポーズはほかにもいろいろな医療効果が期待できることを後ほど詳しく解説します。慣れてきてポーズの移行がスムーズになれば無意識下で脳を癒すアルファ波が出現しますので瞑想効果があります。

繰り返しますが、ヨガの源流でありヨガの到達点であるメディテーションの効果は計り知れないものがあるものの、現代人にとってメディテーションは非常にとっつきにくい存在です。ですからこれは週末だけになります。日常的には脳力復元ヨガを習慣にしてください。もともと私たちには創造力がありました。それが教育の名のもとで脳力が整形され四角い頭にされました。脳力復元ヨガは脳への刺激と脳のリラクゼーションによって集中力、理解力、記憶力などのフレキシブルな脳力を取り戻し四角い頭を丸くします。

2 脳力復元ヨガに登場するポーズの解説

脳力復元ヨガのそれぞれのポーズを解説します。医療ヨガの目的は、いろいろありますが、多くの場合、深い呼吸を助け酸素と気を取り込み、カウンターポーズによって背骨を矯正し、気の通りを良くして神経の働きを向上させ、臓器の血行を良くしてホルモンの分泌を促すために身体機能を復元させることにあります。

(1) 感謝のポーズ

感謝のポーズは、すべてを受け入れ現在の前向きな自分に感謝します。この時、脳のセロトニン神経はセロトニンというホルモンを分泌します。セロトニンが増えると脳内の神経伝達物質であるエンドルフィン濃度が高まり、いろんな機序により脳神経シナプスを活性化させます。こういう小さな行為の積み重ねが頭を良くします。気持ち良く感謝し脳の回路を活性化して脳力を手に入れて下さい。

また、継続的に感謝し物事を前向きに考えると、あるいは笑うと、良い遺伝子のスイッチが入りナチ

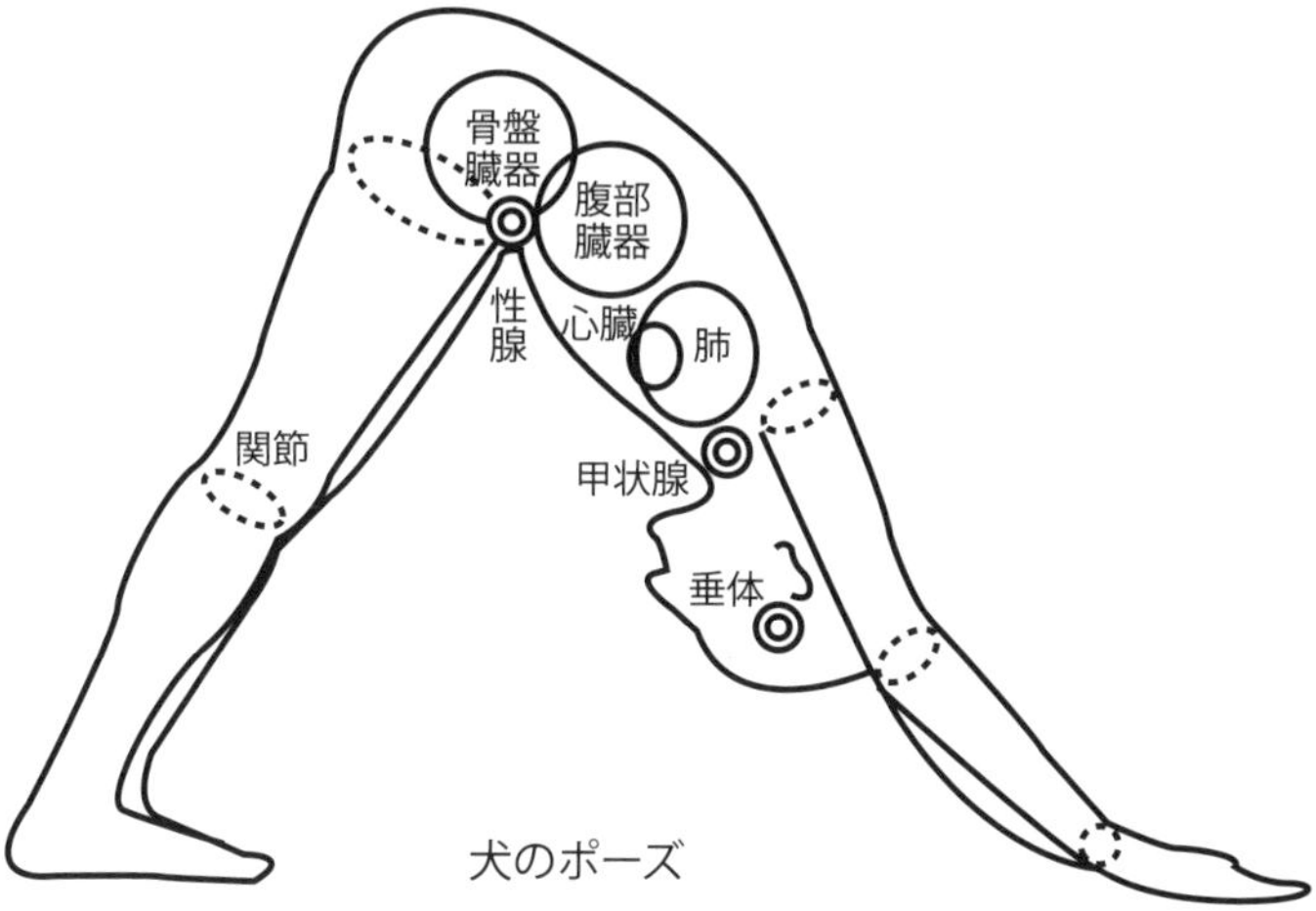

犬のポーズ

ュラルキラー細胞が増えるといいます。逆に悪い言葉を使うと悪い遺伝子のスイッチが入るといいます。

悪魔の言葉を選ぶとそれが潜在意識に刷り込まれ行動のベクトルが悪事に向かいますが、そういう人はいないでしょう。良い言葉を選んで願いごとをすると潜在意識に刷り込まれ行動のベクトルが良い方向を向き、成功を引き寄せるのだと考えます。

(2) 犬とコブラによるリズム呼吸

①犬のポーズ

犬のように四つん這いになってお尻を持ち上げ胸を床に近づける身持ちで腕と脚で踏ん張りながら息をゆっくり吐きます。お腹がへこんだら少しおへそに力を入れてこらえてください。気をお腹に取り込みます。全身のストレッチを行ないます。できれば足裏はベタに床につけたままにします。脳の血圧が上がるのを実感してください。期待できる便益と適応症は次の通りです。

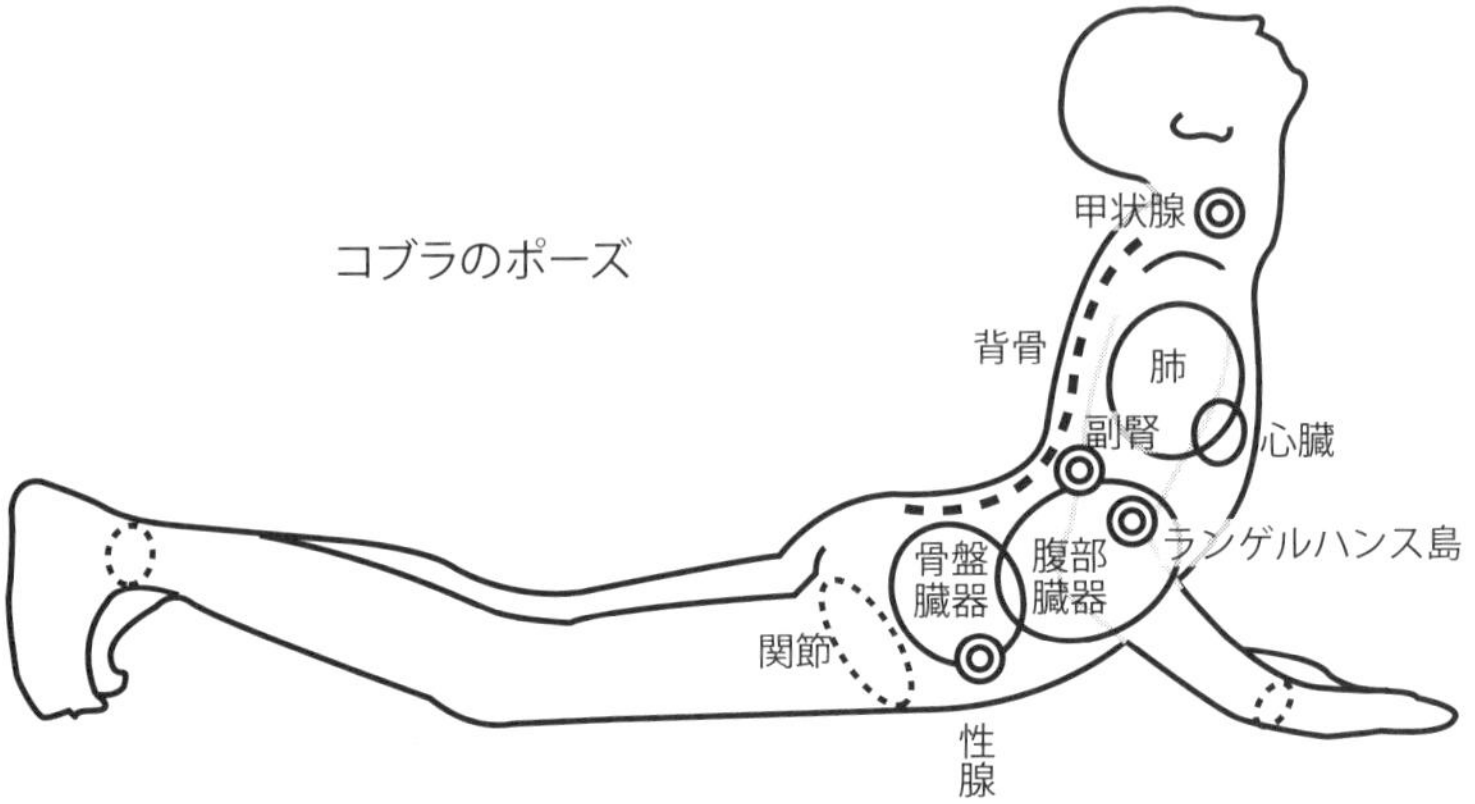

便　益：脳、頭部から首、手指、足の血行促進／垂体、松果体、甲状腺、副甲状腺の血行を促進し、性腺のうっ血を減らす／腹部内臓、骨盤内臓のうっ血を減らす／肺から二酸化炭素を出し切る／上肢と下肢の筋肉と関節を強化する／上肢と下肢の脂肪を減らす／スタミナ増強／記憶力、集中力、創造力

適応症：頭髪抜け毛／不眠症／内分泌腺障害（甲状腺、副甲状腺、性腺）／慢性気管支炎／泌尿生殖器障害／生理不順／関節炎／腕と足の肥満と筋力の衰え／ストレスが原因の疾患／記憶力、集中力の低下

②コブラのポーズ

犬のポーズをこらえたら一旦伏せ、背筋を使って体を反って仰ぎ見るコブラのポーズに移行します。腕で体重を支えません。似たポーズに「仰ぎ見る犬のポーズ」がありますす。これは伸ばした腕が上体のつっかえ棒のような役割をするもので大きく反るポーズです。リズム呼吸を行なうだけならこれでも結構ですが、背筋やお尻の筋肉が鍛えられ

ません。よってコブラのポーズの方がいいでしょう。大きく吸って仰ぎ見たらお尻を上げて犬のポーズに戻ります。コブラのポーズに期待できる便益と適応症は次の通りです。

便　益：背骨、腰部脊椎周辺の筋肉と靭帯の強化／咽頭、心臓、首の筋肉の調整／胸を広くする／腹部並びに骨盤内臓を刺激する／甲状腺、副甲状腺、副腎、ランゲルハンス島を刺激する／上肢関節の強化／お尻と大腿の筋肉を強化する

適応症：首から胸にかけての脊椎炎／上部腰痛／坐骨神経痛／声帯障害／ぜんそく、気管支炎／腹部並びに骨盤内臓の障害／甲状腺、副甲状腺ホルモン分泌障害／糖尿病／関節炎

〈犬とコブラを使ったリズム呼吸の方法〉

① 犬のポーズで胸を床に近づける気持ちで踏ん張り、ゆっくり息を吐きます。
② コブラのポーズで仰ぎみて息を吸い込みます。
③ ①と②をリズミカルに繰り返し1分以上、できれば約3分間行ないます。体を温めます。リズミカルな動きによってセロトニン神経が活性化します。

（3）魚のポーズ

基本形は後頭部とお尻を支点として胸を上に反るポーズです。これを自然呼吸で1分間維持します。

魚のポーズが終わったら次のポーズに移行する少しの間、仰向けのまま少しリラックスして息を整えます。

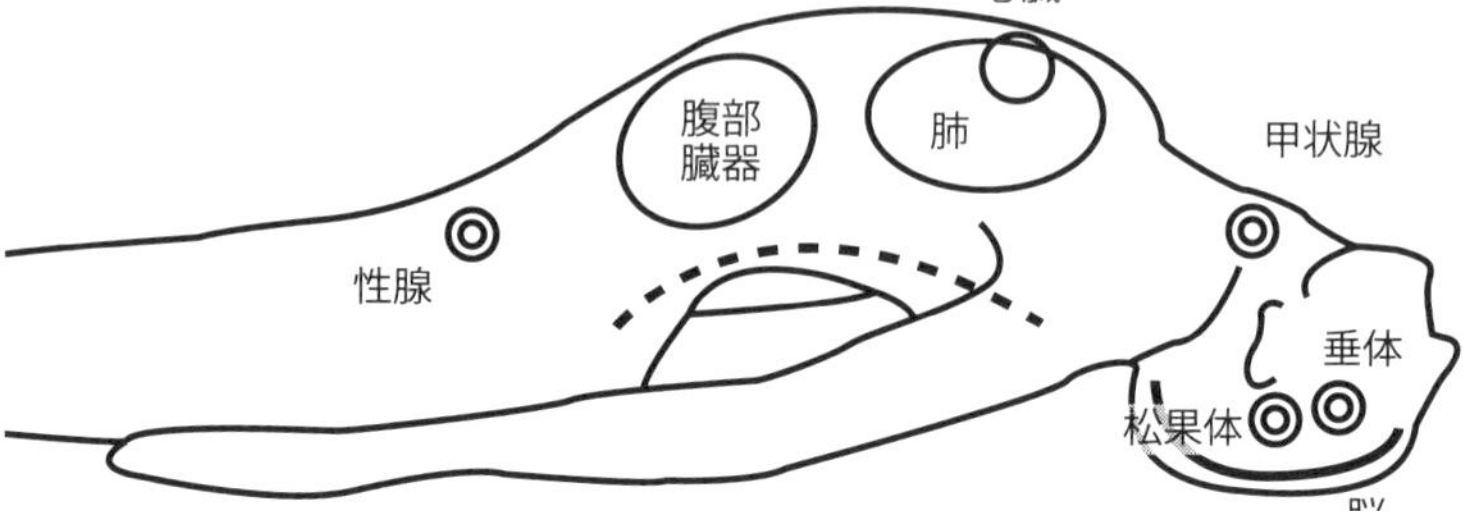

魚のポーズ

期待できる適応症は次の通りです。

便　益：首から胸の脊椎の調整／胸を広げる／甲状腺と副甲状腺の調整／甲状腺のマッサージ／喉頭と肺の調整／内臓のうっ血をとる

適応症：首から胸の脊椎炎／呼吸器疾患（ぜんそく、気管支炎）／甲状腺と副甲状腺の病／声帯の病／生理不順

次のように、このポーズだけでリズム呼吸を行なってもいいでしょう。①息を吸って後頭部を意識して胸を上に押し上げます。②少し息を止めます。③ポーズを緩めて息を吐く。①に戻る。①から③を繰り返すとリズム呼吸になります。

（4）鋤のポーズ

仰向けになった姿勢から肩を支点に足を後ろに放ります。首を横に動かしながらポーズを安定させます。背中をストレッチし四肢の関節を緩め、肩と背中のコリをとります。このポーズを維持する間、ゆっくり呼吸すると内臓が大きく動き内臓がマッサージされます。喉と胸が圧迫されているため1分経ったら、圧迫をゆっくり緩めます。足を

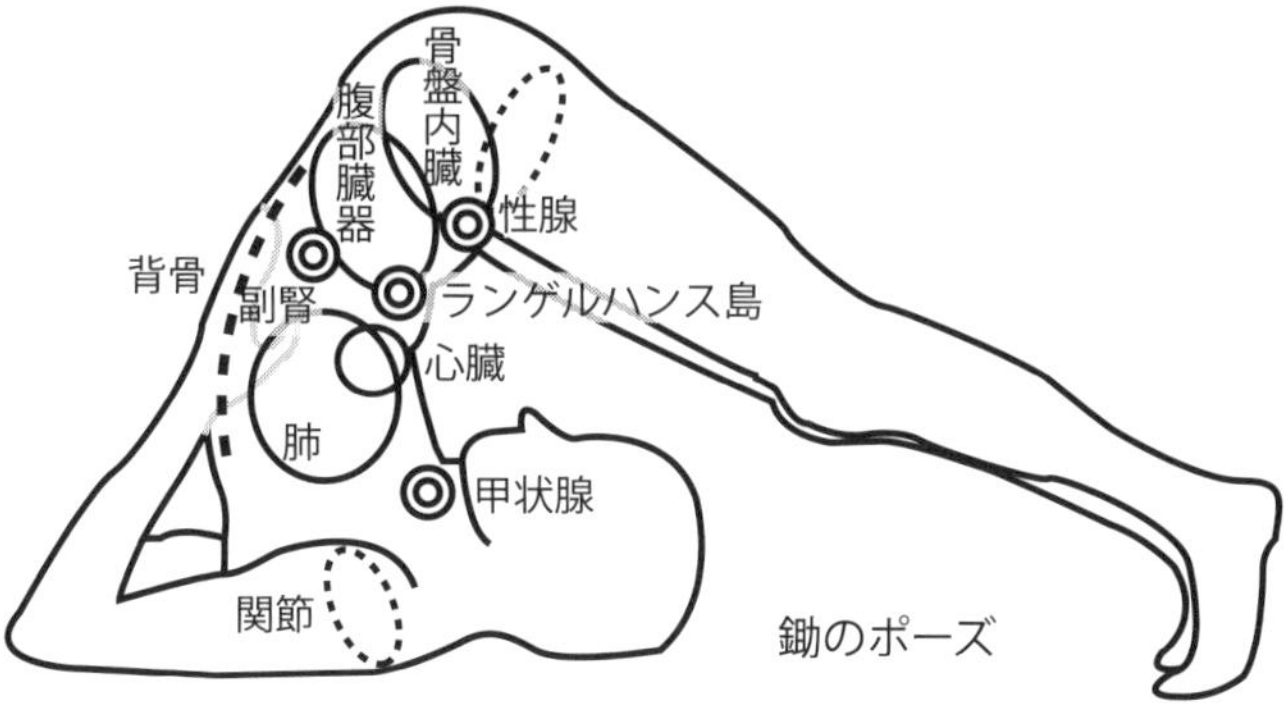

ゆっくり上に上げ肩立の状態になり、足をゆっくりと下ろして仰向けになります。期待できる便益と適応症は次の通りです。

便　益：肩と背中の固化防止／腹部内臓マッサージ／骨盤内臓と性腺のうっ血をとる／内分泌腺の調整：下垂体、松果体、甲状腺、副甲状腺、副腎、ランゲルハンス島／心を癒す／上肢と下肢の関節を緩める／脳、視床下部、頭部、首の血行促進

適応症：背中と肩の固化／消化機能障害／生殖器と排泄器の障害／糖尿病や喘息などのストレス性疾患／脳下垂体、甲状腺、副甲状腺の障害／緊張、不安、落ち込み

こんな経験があります。もう何年も肩立ちのポーズを1分間行ない鋤のポーズに移行することを続けてきたのですが、ホテルで鋤のポーズに移行したとき胸が苦しくなってゆっくり元に戻したのですが、苦しさが続き胸を反ることができませんでした。喉から頚動脈が締め付けられて強く圧迫したようでした。ふっかふかの絨毯が敷き詰められた上でやったのが良くなかったようです。それは体からの警鐘でしたから、以降、これらのポーズを軽くやるようになりました。ですから、人に背中を押してもらい無理に鋤のポーズを作らないことです。不完

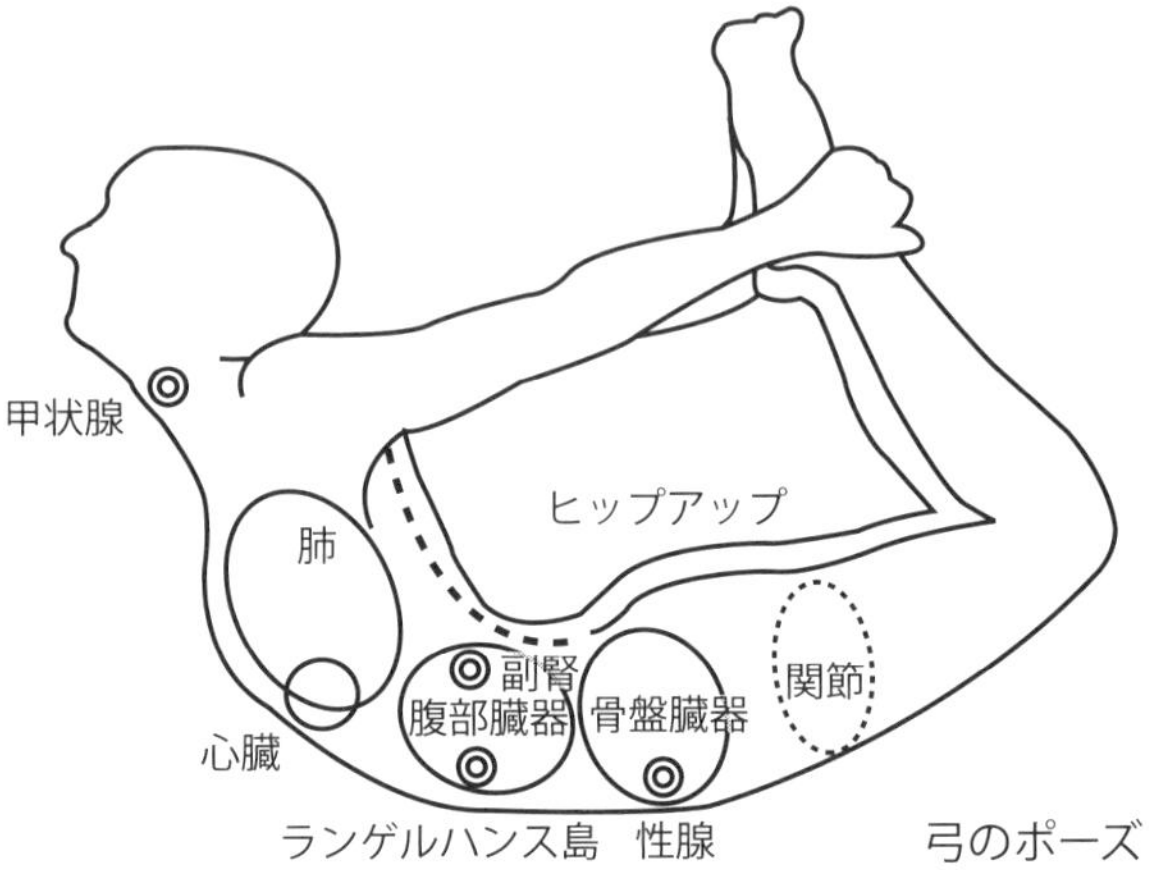

全でも結構ですから少し努力する程度の気持ちで行なって下さい。

(5) 弓のポーズ

手で足首を持って弓の形を作り1分間ポーズを維持します。体を柔軟にし、胸を広げ、分泌腺や胃腸や心臓などの臓器を調整し、腕やお腹やお尻のたるみをとります。あるいは弓を緊張した時息を吸って緩めた時に吐く2つの動作をくり返すリズム呼吸があります。

息を吐きながら弓を強くしますと腹圧が強くなります。そうしますと第二の脳と言われる太陽神経叢(お腹の神経が最も集中している胃とその裏の脊髄)を刺激しますので脳神経をも刺激します。ヨガではこの部分をマニプラと呼び、気を貯める重要なチャクラです。期待できる便益と適応症は次の通りです。

便　益：背骨の弾力性と柔軟性確保/腹部内臓と骨盤内臓のマッサージ/胸と肺を広げる/心臓、副腎、ランゲルハンス島、性腺の調整/上肢と下肢の強化

／全身の関節を緩める／お腹、大腿、腕の脂肪を取る／首の強化

適応症：首から腰の脊椎の障害／胃腸障害／慢性気管支炎や喘息などの呼吸器障害／腎臓、膀胱、子宮、生殖腺、前立腺などの泌尿生殖器障害／糖尿病／腕や脚の衰え／お腹、お尻、腕の肥満

(6) 交互呼吸

交互呼吸法は、右と左の片方の鼻孔で呼吸する方法です。交互に呼吸を行なうと自律神経を整えます。腰に不安がある方は正座で行なってください。腰回りが温まっていれば胡坐で結構です。ただ正座の方が、整腸効果が高いことをお断りしておきます。

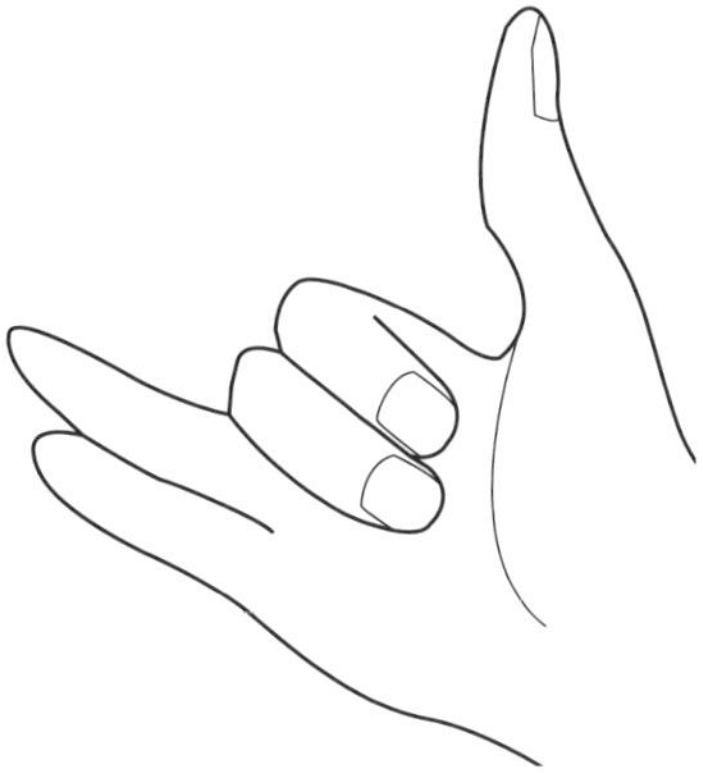

座ったら上図のように右手人差し指と中指を閉じます。作法は人によって違いますが、次のような作法が一般的です。

①最初、片方の鼻孔だけで連続的に吸ったり吐いたりを5回、もう片方の鼻孔で5回。

②親指で右鼻孔を押さえて左鼻孔から息を吐きます（呼気）。指使いはそのままで左鼻孔から息を吸います（吸気）

交互呼吸

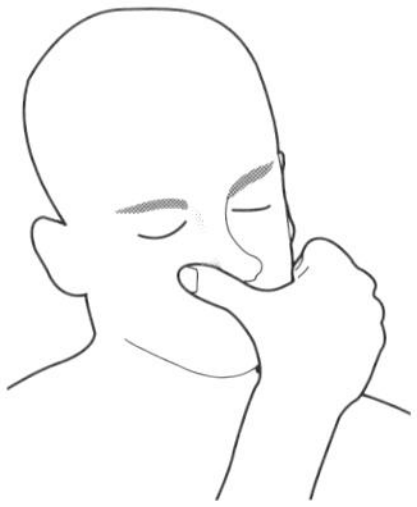

②親指で右鼻孔を押さえて左鼻孔から息を吐く。そのままの形で左鼻孔から吸う。

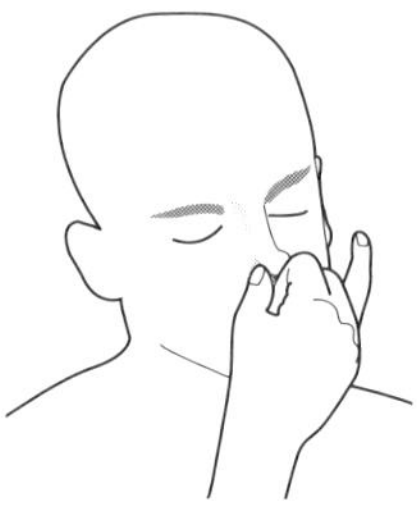

③親指は右鼻孔を押さえたままで薬指で左鼻孔を押さえ、気持ちいいと感じる長さ、息を止める。

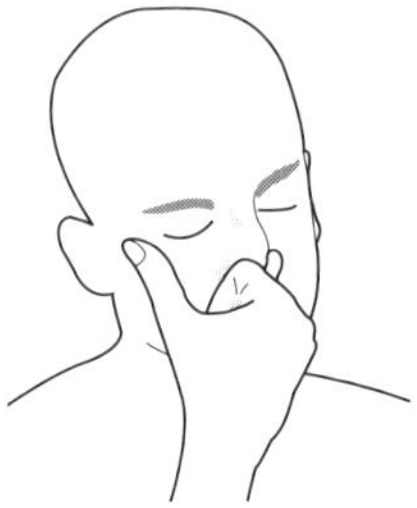

④親指を放し、右鼻孔から息をゆっくり吐く。そのままの形で右鼻孔から息を吸う。

③親指は右鼻孔を押さえたそのままで、薬指で左鼻孔を押さえます。

(両方の鼻孔を押さえた状態。気と酸素が体にいきわたるイメージを持ちます。気持ちがいいと感じる長さ息を止めます。心臓に障害がある方は息を止めません)

④親指を放し、右鼻孔から息をゆっくり吐きます(呼気)そのままの指使いで右鼻孔から息を吸います(吸気)。

⑤そして両鼻孔を閉じ、息と気を呑みこみ、気持ちいいと思う長さで結構ですので息を止めます。②に戻ります。

以上の呼吸を最低２分続けて下さい。ヨガでは身体に７２０００本もの気の道があると言われており、脊髄には３本の重要な気の道があります。交互呼吸は脊髄の気の流れを良くし、自律神経系のバランスを良くします。そして心臓と呼吸器を安定させ免疫システムを改善します。呼吸行為に無心に集中しメディテーション効果を引き出します。どちらか片方の鼻の通りが良くない時があります。鼻孔を塩水で洗うか、冒頭でご説明した鶴のポーズをやってください。

交互呼吸の便益と適応症は次の通りです。

便　益：血液と細胞への酸素供給／自律神経を整え、全ての器官のシステムの改善／神経と心を鎮める／ストレスをとる／免疫システムの改善／循環システムの安定

適応症：①ぜんそく、気管支炎、呼吸器感染、慢性の咳や風邪
②狭心症、高血圧などの心臓血管障害
③不眠症、記憶力低下、集中力不足
④ストレス性疾患（鼻炎、消化性潰瘍、糖尿病、大腸炎）
⑤身心の疲労

なお、①から③の症状を抱えている方は心臓に問題がある可能性がありますから息を止めずに吸ったらすぐ吐いてください。

(7) マニプラリズム呼吸（カパラバティ）

激しく呼吸をくり返しますから気と酸素をたくさん取り込む他、第二の脳と言われる太陽神経叢を刺激しますから脳をスッキリさせます。カパラバティとは「頭蓋を輝かす」という意味で、脳の浄化法と称され、聡明な表情をつくると言われています。気をたっぷり摂った後、集めた気をマニプラ・チャクラ（太陽神経叢とその周辺）にロック（封印）します。また、リズム呼吸によってセロトニン神経を活

性化しますから体は活動的になりアタッチメントをとります。終わった後は脳がスッキリします。

①座りやすい方法で姿勢を正して座り、膝の上に手を置いて、通常の呼吸の3倍速で息を吐き（呼気）ます。

②一定のリズムで呼吸を30回行ないます。小刻みに呼気を行ないます（バンピング）。短く強く鼻から3倍速で吐き出します。吸気は意識しません。スピーディに30回ですから酸欠になることはありません。

③30回目に左のポーズのように強く息を吐くと同時に、おへそに力を入れお腹を強くへこませ数秒そのままの形を維持します。

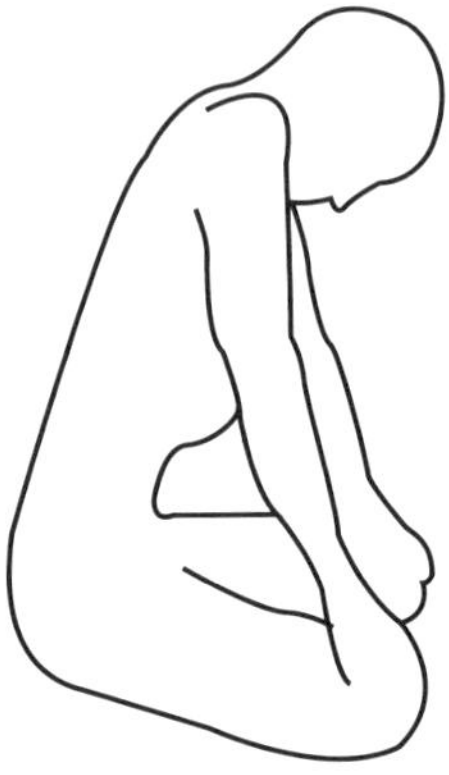
バンドゥ

これをバンドゥと言います。こうすることによって、中央のマニプラ・チャクラ（へそとみぞおちの間、胃の裏にある太陽神経叢があるあたりの脊髄）に気をロックします。気は、中央のチャクラから他のチャクラに配分されます。

④姿勢を戻します。空気が勢いよく肺に流れ込み完全換気を行なってくれます。少し休んでまた30回、合計3セット行ないます。

以上の通りですが、「カパラバティ呼吸法 動画」で検索

ビーピング

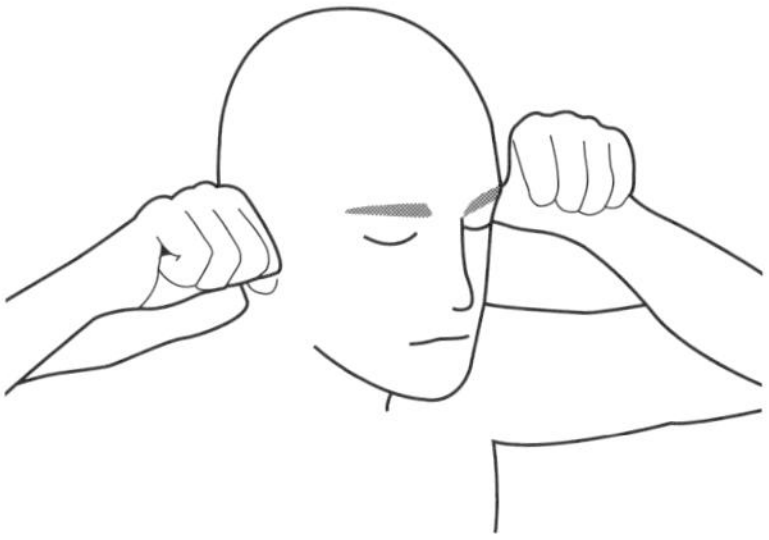

①親指で両耳を閉じ、口を閉じて頭部に振動を与える。頭部に響くビープ音に集中する。

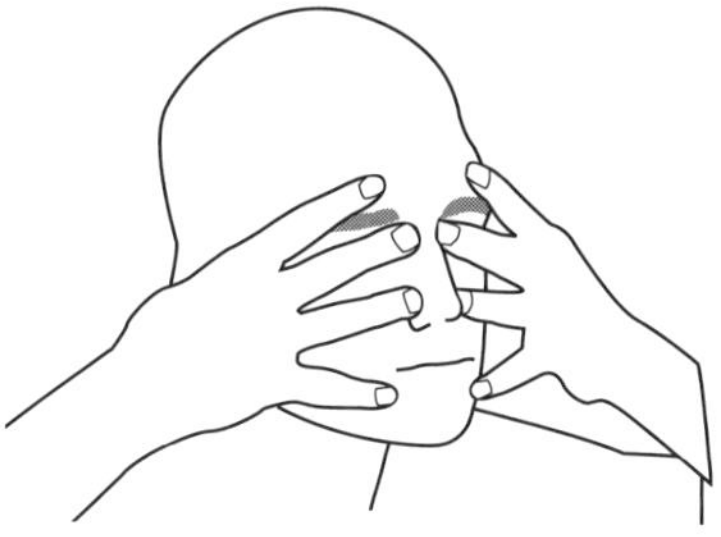

②眉毛を人差し指、目を中指、鼻を薬指で閉じ、口元だけかすかに開けてビープ音を出す。

して動画を見ていただくことをおすすめします。

注：3倍速の呼吸は朝だけやってください。やりすぎると脳に悪影響があると言われています。

（8）ビーピング

口を閉じた状態で、「ン～～～～～～～」と言うと鼻にかかる響く音、ビープ音（beep）が出ます。声帯ヒダが振動して喉から鼻まで振動します。今度は口だけではなく耳の穴もふさいで「ン～～～～～～～」と言うと頭部の内奥も共鳴したように響きます。この行為をビーピングと言います。

ビープ音の振動を次のようにして増幅させます。

①上掲図左のように親指で両耳を閉じ、口を閉じて頭部に振動を与えます。頭部に響くビープ音に集中します。

②さらに図右のように眉毛を人差し指、目を中指、鼻を薬指で閉じ、口元だけかすかに開けてビープ音を出します。耳目鼻を完全に閉じてしまった状態ですから口まで閉じると音が出ません。

通常は、二番目の作法でビーピングを行ないます。振動を鼻孔や耳孔、頭蓋全体に与えます。鼻で息を吸うときだけ指を緩めます。ビープ音に集中して息が続くまで行ないます。3回繰り返します。

耳喉や鼻孔の押さえ方によって響きが違いますのでいろいろ試してみて下さい。頭部の振動はビープ音の音程によっても違ってきます。低音の方が、響きが大きいです。母音の「お〜」が、一番響きがいいです。「お〜」を、口を尖らせて、なるべく低音で発声して下さい。

ビーピングで振動を鼻孔や耳孔、頭骨全体に与えると気分転換になりますし、脳に作用し集中力が戻ります。ビーピングは長く息を吐きますからストレスの軽減によって心身を癒します。期待できる便益と適応症は次の通りです。

便　益：心を鎮める／神経を和らげる／高血圧改善／性腺を鎮める／骨盤内臓血行促進（座法の効果）／上肢と下肢の関節を緩める／腕力向上

適応症：不安／ストレス／不眠症／神経質／興奮症／高血圧／頭痛／眼精疲労／耳鳴り／（正座あるいは胡坐の効果として）泌尿生殖器障害（子宮・前立腺・膀胱）／脚部関節の固化／性ホルモン分泌障害

なお、ビーピングは指を耳の穴に入れるので耳のつぼも刺激しますからその効果はもっとたくさんあると考えられます。

コラム

音・振動によって宇宙のパワーを取り込む

インドのヨガクラスでは最初と最後にマントラを唱えます。大概大きな声で〝オー（ム）〟と3回唱え、先生の長いマントラに耳を傾け、あるいは自分でもマントラを唱えます。マントラは「音の中に固有のパワーが内包されている」という宇宙の原理に則って命を吹き込む行為です。生命の成長にとって非常にいいことです。音楽を流して酒造りをし、花を育て、音楽教育により人を育てるという行為も、ヨガのマントラも、念仏もすべて音のパワーを利用しているのです。

マントラは宗教行為と誤解されますので、マントラと同じように音や振動によってパワーをチャージする方法としてビーピングを行ないます。これは外部に対して騒音になりません。ビーピングは自己完結型のマントラです。「お～」の響きがいいのは、実はもっと科学的な理由があります。この音は宇宙が創造された時の残響と同じ音だとされています。宇宙はまだ破壊と創造が続いていて宇宙の彼方ではまだこの残響がこだましていることを科学者は認めているということです。そしてオームが宇宙の創造・維持・破壊の象徴になり、宇宙的な哲学を嗜好するヨガのマントラになりました。このことから宇宙で発生した音の中で「お」という母音は、響きが強く遠くまで届くのです。宇宙の音をお楽しみ下さい。

（9）逆立ち

頭頂と左右の肘で三角形を作り逆立ちをします。姿勢を安定させるために肘と床の圧力で調節します。横方向には倒れませんのでご心配なく。前に倒れそうになったら肘で強く床を押し、後ろに倒れそうになったら肘の圧力を弱めます。念のために壁の前で行なって下さい。逆立ちが安定したら扇のように股を開いてみて下さい。生殖腺の血行をさらに良くしセックスを強くすると言われています。1分から2分我慢します。終わったらすぐ起き上がらず、額を床につけたまま次のポーズに移ります。

逆立ちをやると垂体や松果体や脳神経を刺激します。垂体は全身の分泌腺に適切なホルモン分泌量を要求する命令ホルモンを分泌します。そして全身のホルモンのバランスを調整し体調を整えるわけです。また逆立ちの前に行なったリズム呼吸により分泌されたセロトニンは、睡眠中に睡眠ホルモン・メラトニンを作り熟睡します。その時、脳下垂体は成長ホルモンを出しますから脳下垂体を刺激する逆立ちは健康効果が高いのです。

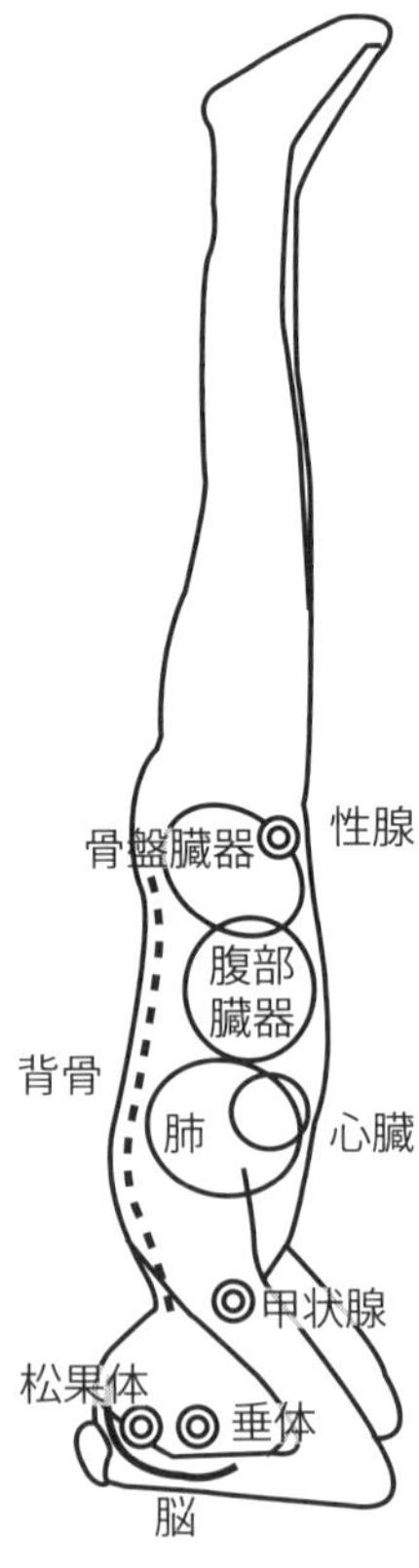

逆立ち

なおゆっくり呼吸しながら踏ん張って逆立ちをしますから肩コリが治り、セロトニンが分泌されストレスを取ります。直接的に脳神経を刺激して記憶力や集中力を高めます。期待できる便益と適応症は次の通りです。

便　益：下垂体、松果体、甲状腺、副甲状腺の血行促進／性腺のうっ血をとる／脳、視床下部、頭部、首の血行改善／バランス感覚、集中力、自信、希望、創造力／内耳と目の強化／下肢と骨盤内臓の静脈の血行促進／肺からの分泌物の排除と換気能力改善／背骨と腰のズレの調整

適応症：性ホルモンや甲状腺ホルモン分泌障害／免疫性低下／視力、内耳力、その他の感覚の低下／脳力低下（記憶力・知性・集中力不足）／倦怠感／不眠症／偏頭痛／脚部静脈瘤／痔／内臓下垂症／股の付け根のヘルニア／子宮脱／肺活量の低下／慢性的な咳／風邪／扁桃炎／口臭／肉体的・精神的疲労／背中と背骨の固化

(10) スーパーポーズ（平伏のポーズ）

正座の状態から腕をマットの上を前にすべらせて体を折りたたみます。しばらくリラックスします。

これを医療ヨガの師匠ドクター・アリと私はスーパーポーズと呼びました。誰にでもできて医療効果が高いからです。このポーズは深い呼吸を助け、神経をストレッチし、関節の柔軟体操、腹部マッサージなどを行ないますのでスーパーの名にふさわしいのですが、腹部を圧迫するので大腸内のモノを出し切ってから行なうことを推奨します。まだ済んでいない場合はこのポーズを軽くやってください。ヨガ教室ではこのことを説明しませんし、代表的な医療ヨガの本ではヨガは「生理中はやらない、膀胱を空

スーパーポーズ（平伏のポーズ）

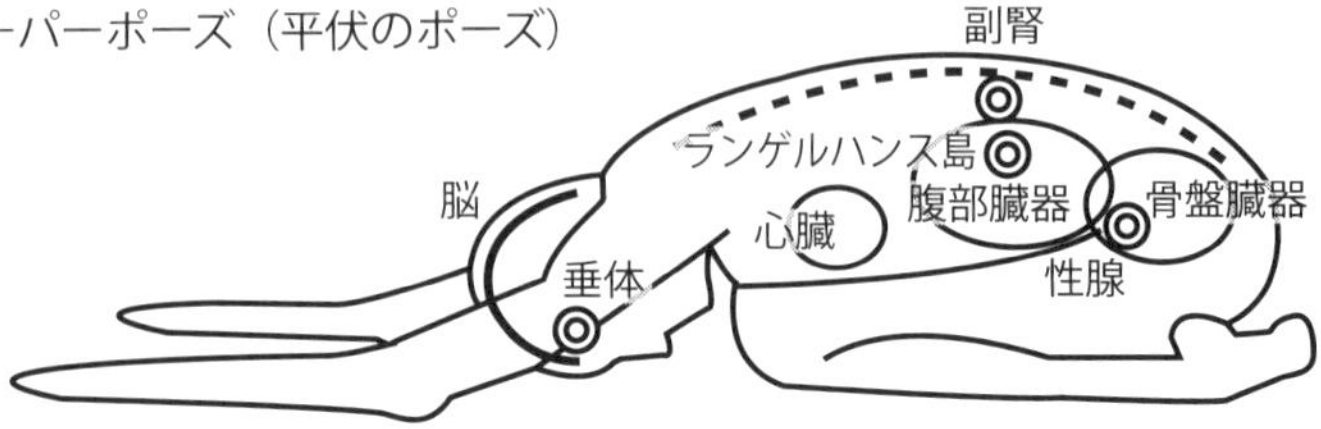

にしてからやる」とは書いていますが、大腸を空にしなさいとは書いていません。それはインド人の便が軟らかいため大腸を傷つけないためだと理解しています。

私がインドでヨガを再開した頃、魚も肉も食べていましたし、さらにお酒を飲むため便が固い方でした。軽いヨガをやっている頃は、大腸はまったく問題がなくきれいなものでした。ところが強化ヨガを毎朝毎晩やるようになってから大腸から出血してER緊急救命室に入院しました。ヨガとの関係性は明確ではありませんが、大腸の中に固いモノを溜めたまま大腸を圧迫したり緩めたりして自己マッサージをしていたことになりますから、病気との関連性は無視できません。その後私は発想を変えて便を柔らかくしました。

なお、入院時に医師の指導で呼吸訓練をしました。ヒトは呼気が吸気より弱いことを知り、これによってヨガの呼吸法を完全に自分のものにしました。

便　益：神経と心を鎮める／心身の疲れをとる／血行が悪くなった脳下垂体・副腎・膵臓・生殖腺を刺激しホルモンの分泌を促す／背骨の固化防止／背中・関節・筋肉をストレッチし緩め関節炎や腰痛の原因を除去／ゆっくり呼吸すると横隔膜が動き、心臓・肺臓、腹部内臓・太陽神経叢・骨盤内臓をマッサージし内臓機能を向上させる

適応症：ストレスによるアタッチメント増加が原因のぜんそく、糖尿病、興

コラム

排泄の重要性

ヨガは内臓を自己マッサージしますから固い便を入れたままヨガを行なうと大腸を傷つける心配があります。でもなかなかタイムリーに出ません。便が出ないのなら発想を変えて便を柔らかくしてしまいましょう。柔らかいと出しやすいですし、大腸を圧迫する運動を行なっても大腸への負担が軽減されるはずです。「インド人の便は柔らかく水に浮く」ということをご存じでしょうか？ですから排便が楽です。インド人が「ヨガの前に大腸を空にしなさい」と指導しないのはそのためだと思います。日本で売られているヨガの本にも大便の排泄については触れていませんので、日本のインストラクターも恐らくこの点を指導していないと思います。

インド人は5000年前から長寿を得るために排泄機能の健全性を重要視しています。カレーパウダーの成分のひとつにクミン・シーズという香料があります。これは消化吸収を良くして便を柔らかくします。クミン・シーズは便秘薬にもなっています。インド人はクミン・シーズが大好きですからあらゆる料理に使います。最初の1週間はクミン・シーズパウダーをティースプーンで毎日山盛り1杯、一日2回、ミルクや水などで飲み下すか、カレーやヨーグルトに混ぜて食べます。クミン・シーズをチャーハンに入れて食べても結構おいしくいただけます。1週間もしないうちに便が柔らかくなります。整腸ができるようになれば決まった時間に出るようになりますので量を減らして下さい。

クミンを日本のカレーに混ぜて下さい。これを継続すると便秘はなくなり、消化効率が良くなり便の量も減るようです。消化吸収が良くなりますので炭水化物の量を減らして下さい。食資源の節約、お金の節約にもなるから大国インドのスパイスになくてはならないものです。なおクミンは、市販のパウダーよりもシーズを買い、自分で粗くすりつぶした方が、香りが良く、おいしくいただけます。

奮／肉体的・精神的疲れ／内分泌腺障害（垂体、副腎、ランゲルハンス島、性腺）／胃腸、肝臓等内臓障害／泌尿生殖器障害／生理不順／関節の固化／背骨の固化

3 脳力復元ヨガのまとめ

脳力復元ヨガは全体で15分から20分です。なお、この時間にはリラクゼーションの時間もたっぷり含まれています。やってみるとわかりますが、何度かポーズを繰り返し、各ポーズを1分間保持し一連のポーズを組み立てると結構長いものです。このヨガをやると骨格と筋肉のストレッチをしますので姿勢を矯正しキレイに座るための、非常に良い準備運動になります。また全身の自己マッサージを行ないますから血行を良くし脳も冴え渡り、ホルモンの分泌を良くし心身の疲れを取ります。これを継続すると姿勢も良くなってスタイリッシュな肉体になるはずです。しかし消化吸収が良くなり、体調もすこぶる良くなりますからご飯が美味しいので、食べ過ぎに注意しないと太ります。ヨガをやると食欲を抑えてくれますので普通は大丈夫なのですが。

どのようなヨガにも共通していることが、

☆最初と最後に丁寧に感謝の形（ひとつひとつのポーズを丁寧に行なうことに通じる）
☆ゆったり感とゆっくり呼吸（息を長く吐くこと、これを活性呼気と言います）
☆リラクゼーションを適当に織り込み、ポーズで取り込んだ活力を充電しながら行なうイメージを持

つこと（貯蔵糖質の浪費による疲労感を後に残さない工夫）

の3つです。

脳力復元ヨガは脳力アップにいいポーズを組み合わせましたが、多くの医療効果があることを理解していただけたと思います。

第3章

創造脳を復元するヨガ・瞑想

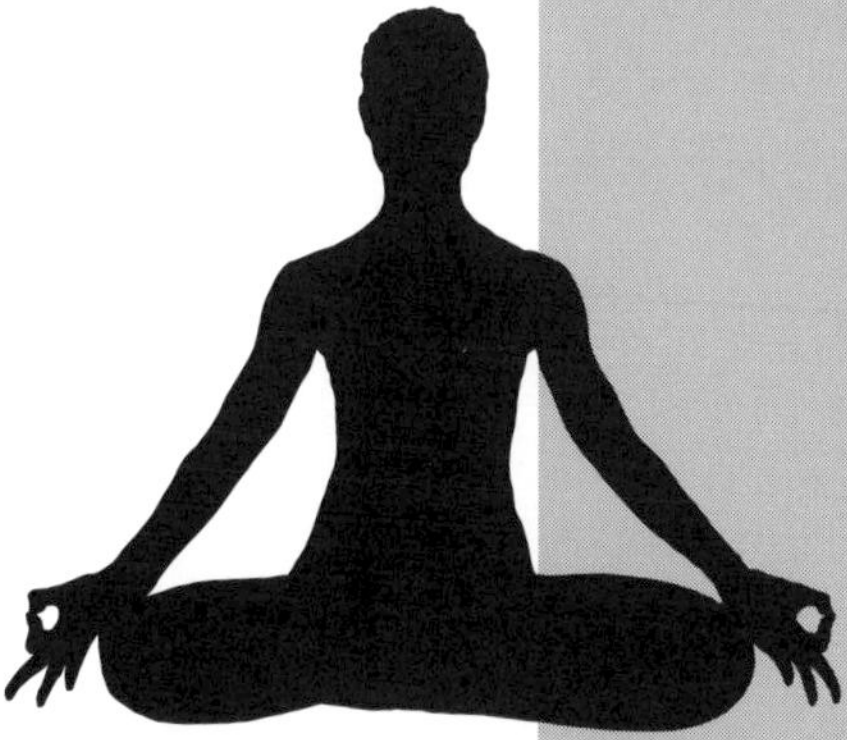

1 究極の癒し〝メディテーション〟

ヨガは、古代インダス文明にはじまると言われております。

インダス文明は2013年時点で約2600箇所の遺跡が発見されています。南北1800キロ、東西1500キロ、現在のパキスタンからインドのハリヤナ州、グジャラート州にまでの広域文明でした。ヨガはどこで発生してどこで発達したのか、つまりインダス川沿いのモヘンジョダロ遺跡やハラッパー遺跡の周辺だったのかあるいは海岸沿いのドーラーヴィーラー遺跡の周辺だったのか定かではありませんが、権力者がいないこの広い地域で人々が平和に暮らすにはヨガが必要だったに違いありません。

これらの地域の農作物の種類から水源をモンスーン（季節風）による雨に頼っていた可能性が高く、インダス文明は大河文明ではなくモンスーン文明であるとする学説があります。そうすると私たちの祖先と同様、農耕民族で米と海の幸が中心の食生活だった可能性があり、腸が長いため腸をいたわる座法と呼吸法が生み出されメディテーション法を好んだとも考えられます。

その後、古代インドで賢者とヨギによるプロジェクトチームはいろんな動物の呼吸と寿命の関係を研究し、蛇や亀やゾウなどの呼吸は遅く長寿であること、鳥や猫や犬の呼吸は速く短命であることを知り、ゆったりした呼吸は長寿をもたらすことを確信し呼吸法を実践しました。そして心身の究極の癒しであるメディテーションに辿りついたものと考えられます。メディテーションは呼吸を整え、自分では意識できませんが、ほとんど息をしていない状態になっていると言われています。そういうとき脳のセロトニン神経は癒しのホルモン・セロトニンを分泌し、国民は心を平和にし、活力と脳力を引出し、生産性

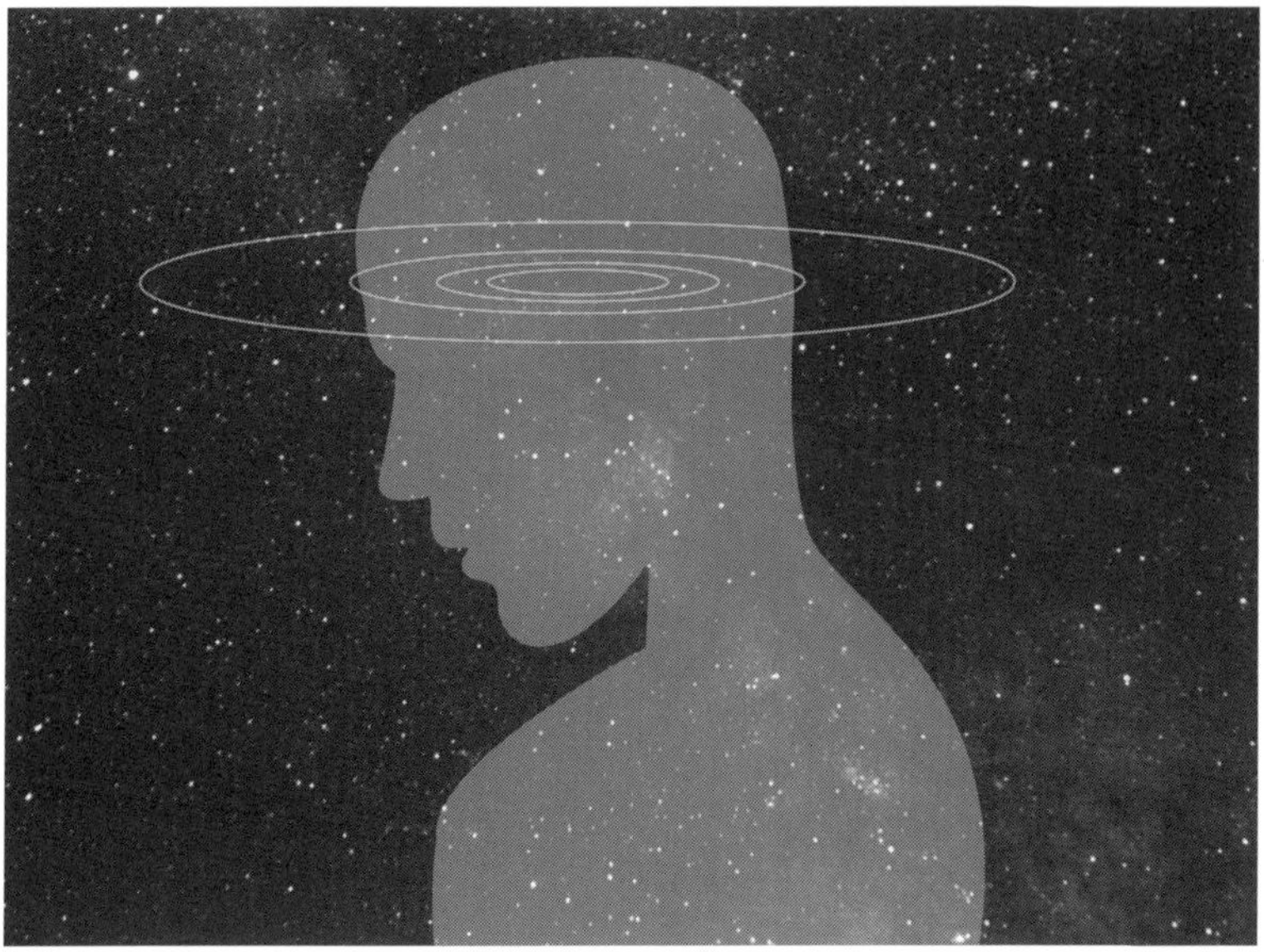

を上げることに成功したと考えます。修行者にとっては、謎に包まれた宇宙の真理を得て解脱の境地に至る方法でもあったでしょう。

その後、アーリア人の支配下でヨガのポーズがたくさん生まれます。恐らく時の権力者の命によって賢者とヨギのプロジェクトチームの研究がもたらしたものと思われます。また、支配者にとって、天下を統一し統治するための健康長寿と集中力や体力、抜きんでた知略戦略には創造力が必要だったはずです。また、生々しい戦の記憶がよみがえって眠れない日々もあったのではなかったか、戦の後にはメディテーションによって束の間の平和を楽しんだのではなかったか。メディテーション中だけは無限の平和と無上の至福感を味わって戦の興奮とアタッチメントを鎮め、やっと就寝できたのではなかったかと思います。そして睡眠中に、傷ついた脳細胞が修復され、翌朝には生まれ変わり、新鮮な気持ちで仕事に励んだのではなかったかと思います。

もしメディテーションの性質がそうなのであれば、現代の国内外での生存競争の時代においてインダス文明の知恵は私たちの強い味方になりそうです。現にアメリカの大手ＩＴ企業は現代社会に必須な教養として、メディテーションを活用しています。メディテーションの技術は後で詳しく述べますがここでごく簡単に導入部について整理しますのでこれだけ読んで座ってみて下さい。

①人に邪魔されない場所、人を邪魔しない場所で座ります。

②地球の磁気の影響を利用するために東あるいは北を向いて座り、胡坐の三角形のポーズ、つまり頭と両足膝で三角形を作ると、三角形はエネルギーの通り道になります。

③導入部の意識下では行為が雑念にならないように一定のリズムで呼吸を行なうことに集中します。短く吸ったり、吐く息を長くしたりすると雑念になります。

④始めは心がさまようままにします。心が揺れ動かないように矯正すると、かえって脳波がぶれてしまいメディテーションの妨げになります。

⑤初心者は30分を目標に、そして徐々に長くして1時間できるようにしましょう。30分くらい経つと脳波にシータ波が現れ、眠りよりも深く脳を休め癒される状態、低意識あるいは無意識の域に到達するといいます。この時の出来事は記憶できませんので、メディテーションをヨガ教室で教えるのは難しいと言われています。

よってメディテーションの技術取得は自分で会得する以外に方法がなく、先生が教えられるのはメディテーションのための導入部だけです。こういうことをインドのヨギが言うものですから堅実なインド人はヨガ教室に行かずに自宅でヨガを行なうようになったのではないかと思います。ですからヨガ教室にはインド人の生徒さんがいませんし、インド人にとってヨガは、早朝のテレビでやるもののようです。そしてヨギは生活のためにヨガの普及を世界に求めました。その結果、ヨガビジネスはインドよりもアメリカで成功しました。そしてヨガの里リシケシュの生徒はほとんど外国人で占められるようになりました。

2 座法

古代のヨガはメディテーション法でしたから、長時間楽に座る座法が唯一のポーズです。やるからにはきれいに座りたいものです。そのための準備運動「脳力復元ヨガ」を先にご説明しました。私は病気と故障で一時運動ができない体になりましたので体が固くなってしまいました。よって私にとってヨガのエクササイズは楽に座るためのものになりました。

座り方は次の4つです。

① シイダァサナ（ハーフ・ロータス：蓮華の花の半開き）
② パドゥマァサナ（ロータス：満開の蓮華の花）
③ スーカァサナ（通常のあぐら：この作法が多い）

4つの座法

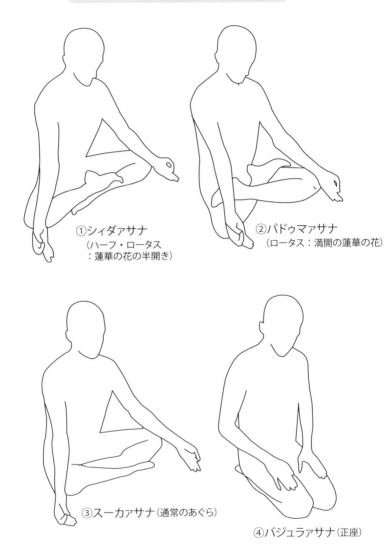

①シィダァサナ
（ハーフ・ロータス
：蓮華の花の半開き）

②パドゥマァサナ
（ロータス：満開の蓮華の花）

③スーカァサナ（通常のあぐら）

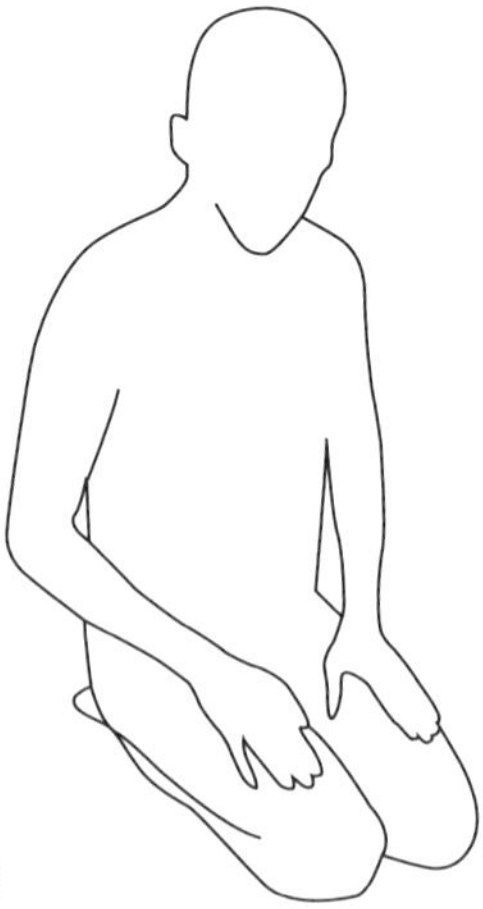

④バジュラァサナ（正座）

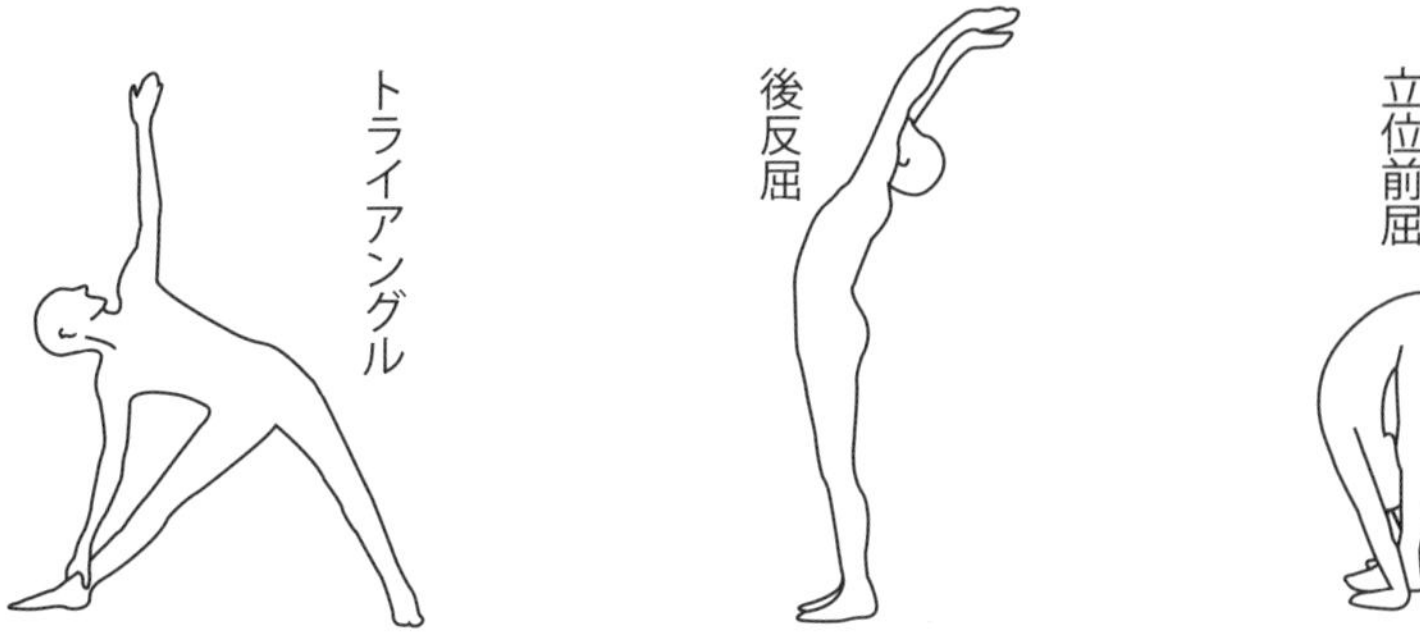

④バジュラァサナ（正座：私はこれを好みます）

これらができれば、ヨガをやる際の美観や満足感や達成感や高揚感などが違ってくると思います。床に座る習慣がない西洋人はこの段階で苦労します。

正しい座法は、座るだけで脊椎を伸ばし脊髄神経を落ち着かせ気の通りを良くし、生殖器や骨盤内臓の血行を良くし、下半身の関節を調整します。正座は消化器を調整し消化吸収を良くします。

初級レベルでは呼吸を整えアタッチメントを取り自律神経を調整することを目標としますから30分でいいのですが、脳の低意識状態までもっていくためには1時間座る必要があります。なお修行僧やヨギは、身動き一つせずに座禅を3時間やるといいます。

3時間座り続けるために身体を鍛え、姿勢を良くするストレッチや柔軟体操がインダス文明の時代にあったのではなかったかと思うのです。実は私は10代にウェイトトレーニングに失敗して脊椎を痛めましたのでその後慢性腰痛に悩まされました。それが体を固くしてしまいましたので、今でもエクササイズをやらずに座ると重心が肛門の後ろあたりにあって背筋が完全に伸びません。

脳力復元ヨガあるいは、立って行なう立位前屈と後反屈、トライアングルなどを行なうと、腰と背中の柔軟性が高められますので座の中心が前に移動し肛門の中心から少し前、ベース・チャクラ（7つのチャクラの一番下）があるあたりに来ます。それでやっとメディテーションができる姿勢になります。

なお、私はメディテーションに限らずヨガクラスで長く座って呼吸を行なう時などは、あぐらと正座を交互に使い腰をかばっています。座り方は人それぞれでいいと思います。

3 初心者レベルのメディテーション

（1）メディテーションの目的や効能、メカニズムなど

メディテーションは、呼吸を安定させ睡眠よりも深く肉体を休め、心拍数、血圧を下げ、肺の酸素循環を良くします。アメリカの研究によると心臓収縮が原因の高血圧を改善する効果があり、心臓発作のリスクを11パーセント低減するといいます。人間の臓器の中で最も耐用年数が短いのは心臓です。メディテーションは心臓をケアしますから重要な健康法です。また、脳溢血のリスクを8〜15パーセント低減するといいます。なお心臓の健康には、規則正しい1日のリズム、日曜日は仕事から解放され1週間のリズムを作ることが大切です。ヨガをやってリズムを作るのが良いでしょう。

メディテーションをやると自律神経の調整も行なわれます。睡眠時と同じように交感神経を鎮め、副交感神経モードに移行します。身体を休めて病を治癒します。不眠症の方は、副交感神経モードへの切り替えがうまくできない、いわゆる自律神経失調症です。ゆっくり呼吸するメディテーションによって

副交感神経モードへの移行を意識的に行ないましょう。

(2)テクニック

メディテーションは一見単純です。座ってゆっくり呼吸をしリラックスするだけです。無意識下の問題解決が目的であれば、眉間のチャクラに意識を集中し、至福の時間を楽しむだけです。途中で意識がはっきりしなくなる状態、感覚が撤退してしまう時間帯があります。脳の機能が整えられている時間です。そして目覚めたときに問題が解決していればこんな楽しいことはありません。なお、チャクラは機能別エネルギーセンターと呼ばれ上級者レベルの節でご説明します。

メディテーションは簡単と言えば簡単、難しいと言えば難しいと言えます。動物の本能である眠ることを教えることができないように、不眠症の人に眠るテクニックを教えることができないように、メディテーションを人に教えるのは難しいと言われていますから、ただ座って行なうヨガを教える教室は少なく、メディテーションの一種のクンダリーニヨガ（特殊な手続きを経て7日間行なう）を教えたりしています。これは悟りを開く手続きを7日かけて行なうものですから、これに成功する人は今世紀で一人いればいいほうでしょう。ですからメディテーションをうまくできたかどうかなんて誰にもわからないのです。ひとつだけ言えるのは結果に対してです。メディテーションから目覚めた時に活力が満ちているような感じが得られれば、あなたのメディテーションは正しかったということです。テクニックと言えば、メディテーションの環境を整える事しかありません。

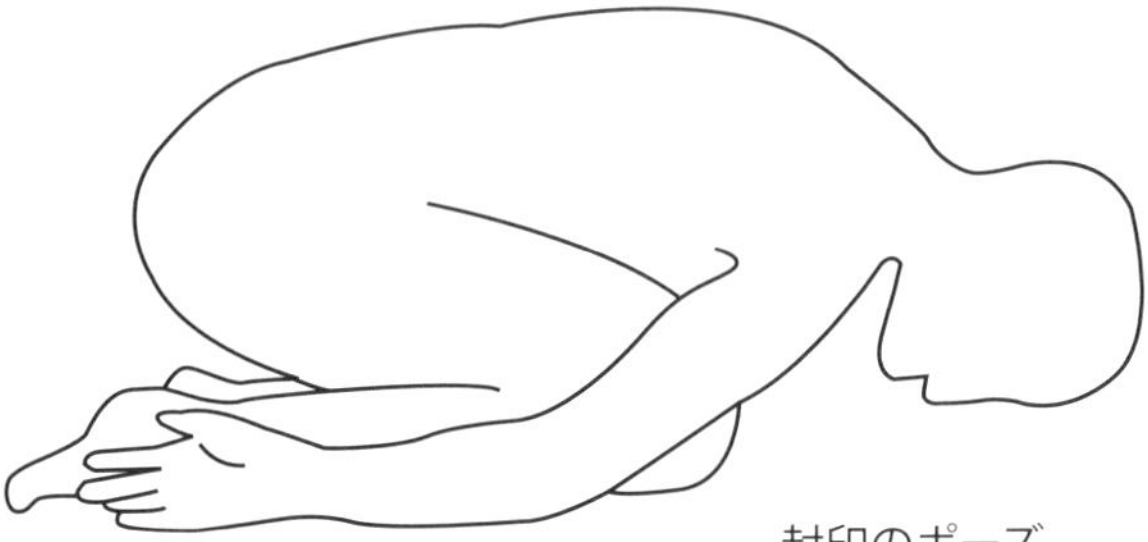

封印のポーズ
（赤ちゃんのポーズ）

（3）テクニック1――メディテーションの準備

自分の生活の中で比較的静かな時間帯を1時間選びます。できれば環境に特別な霊力が満ちると言われている日の出と日の入りの時間が良いでしょう。

場所は人に邪魔されない場所、人を邪魔しない場所で行ないます。いつもヨガをやる場所や自分だけの寝室。自分だけのスペースがない場合は狭くてもいいのでカーテンで仕切ってメディテーションコーナーを作るとメディテーションを習慣にしやすくなります。勉強机を買うことで学習の習慣が身につくことに似ています。また、繰り返しメディテーションをすることでそのスペースに磁気的なオーラが定着するといいます。

脳力復元ヨガを行なった後であればすぐに座って始めますが、マインドを鎮めメディテーションをスムーズに行なうための封印のポーズというものを適宜行ないます。正座して前に伏せて額を床につけるポーズです。

いろいろ試して好きなポーズで座ります。どんな座法でも体にしっかりとした土台を築くイメージです。

ヨガのチャーミングなエネルギー理論では、地球の磁気の影響を利用するために東あるいは北を向いて座り、胡坐の三角形のポーズ、つまり頭と両足膝で三角形を作ると、三角形はエネルギーの通り道になります。三角形の中でエネルギーが安定して流れ体にチャージされ呼吸も安定し緩慢になります。

(4) テクニック2 ― メディテーションの導入部

インドのヨガ教室ではマントラの唱和から始まります。静かな音楽を聴きながらでも良いと思います。心の中での唱和が純粋な思考にインプットし行動へと発展しやすいといいますから、マントラは心の中で唱えたほうが良いということになります。自分のマントラを決めて心の音として心の中で唱えれば良いと思います。

マントラは、テレパシー言語に近いサンスクリット語が良いとされていますが意味が分からない言語では行動へと発展しません。ご自分の好きなおまじないの言葉やお祈りの言葉を何度も心で唱えます。また一度決めたマントラは変更してはならないと言われています。まさか怒りや批判のお祈りの言葉を使う人はいないでしょうが、悪いＤＮＡを発現させます。やはり美しいことばによって、よいＤＮＡの発現を促して幸せを引き寄せて下さい。

導入部の意識下では行為が雑念にならないように一定のリズムで呼吸を行なうことに集中します。吐く息を長くしたりすると雑念になります。約３秒で息を吸い、約３秒で息を吐きます。無意識化では呼吸がさらに遅くなりほとんど息をしていない状態になるといいます。

はじめは心がさまようままにします。心が揺れ動かないように矯正すると、かえって脳波がぶれてし

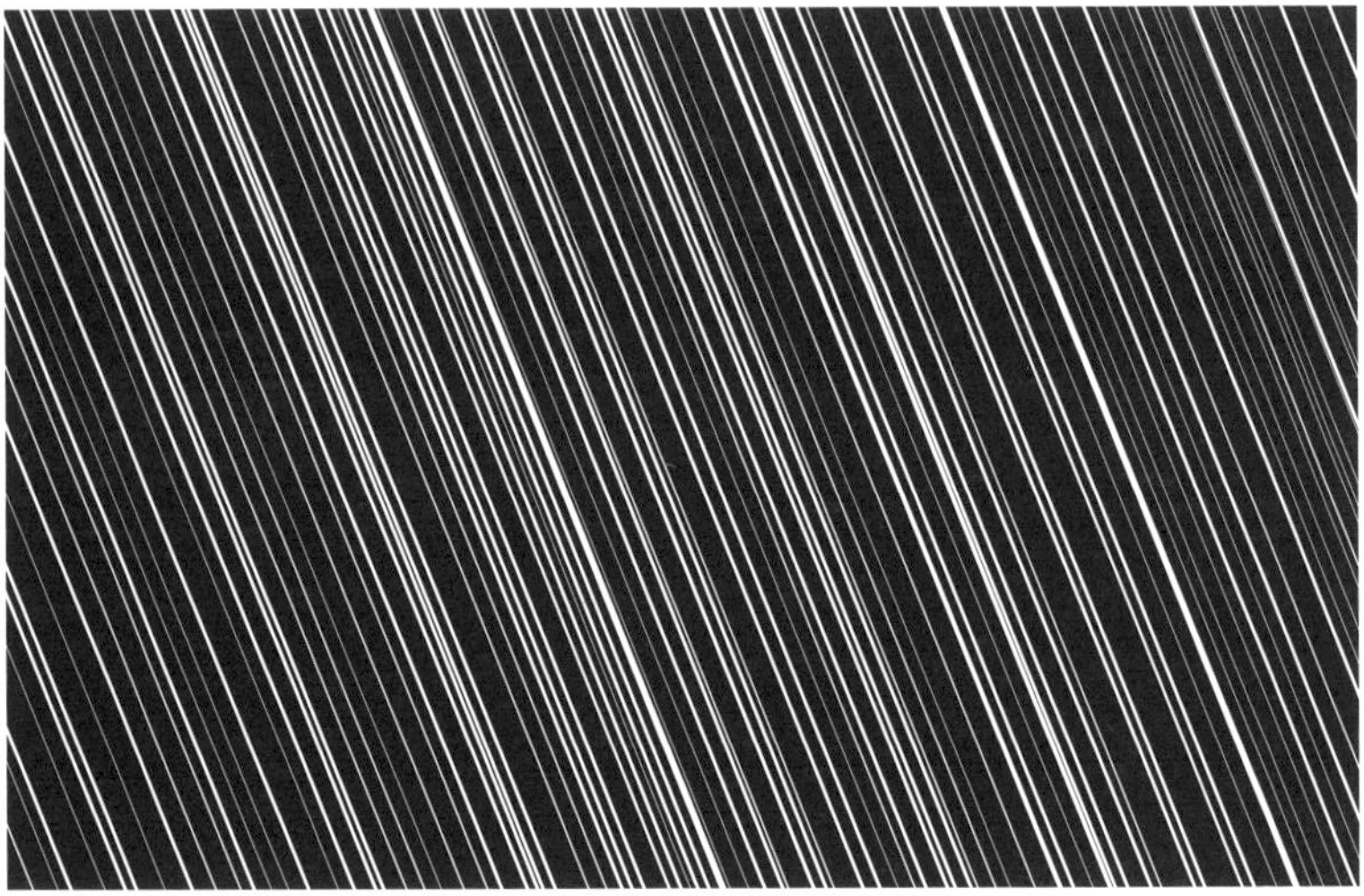

まいメディテーションの妨げになるといいます。
　積極的に喜んで心をさまよわせてみなさいとも言われました。心のなかで美しい映像を楽しむのです。自意識を捨て、積極的に至福の時間を楽しみます。例を挙げれば、「我々は自然の物質から作られたモノ、雨の日なら雨音に、鳥の鳴き声、風の音など周辺環境の音に耳を澄まし、それに集中し、アタッチメントや疲労物質が雨で洗われる、風で飛ばされる、鳥になって自由になる」などのイメージを持ち、自意識から少しずつ離れていきます。

　我々の自然観は仏教の影響を受けています。人間も動物も山や木も同じ自然の物質から合成された自然のひとつという観念を持っています。「自然に上もなければ下もない。みな同じ」という考え、西洋の「自然は征服しコントロールするもの」という考えと対極にあります。そういう東洋で興ったメディテーションは、心身をいったん自然に戻すイメージを持ち、ストレスや疲労物質を洗い流し新たな活力を頂き感謝する気持ちを念じて座れば良いと思います。

自分をどこか素敵な場所、桃源郷（シャングリラ）にテレポートし、その場所にある至福の時間を楽しみ、そこに充満するエネルギーをありがたく頂戴して感謝します。感謝によって脳神経シナプスを活性化します。

古代のヨガであるメディテーションは心の平和と健康を期待し、究極的には悟りを開く手段なわけですが、悟らないまでも目覚めた時、自律神経が調整され、安らかさと霊的なエネルギーを注入され、アタッチメントから解放された新しい一個の生命体として、目覚めれば良いと思います。もしそのようになるのならこんなすばらしいことはありません。テレビを見る時間を惜しんでメディテーションを楽しむだろうと思います。

私の場合、感謝の気持ちで座り、心を洗濯し新たに生きる活力を充電させていただきます。そして、また明日から頑張ろうと思っています。

4 上級・ヨギレベルのメディテーションを覗いてみよう

(1) メディテーションの目的やメカニズム

長時間のメディテーションは、無限の平和と至福をもたらすといいます。

究極的には座禅の座軸のベースにある肛門と性器の間にある①ベースのチャクラに変化があり、不思議なパワーが立ち上り、②性のチャクラ、③中央のチャクラ、④胸のチャクラ、⑤喉のチャクラ、⑥眉間のチャクラを経由して⑦頭頂のチャクラに到達し大きな変化をもたらすといいます。眠っている大蛇のパワーと呼ばれる不可思議なエネルギー（クンダリーニ※コラム参照）を揺り起こし、そのエネルギーはすべてのチャクラを通過・浄化し、頭頂でオーバーフローし、自己を認識するのだといいます。

クンダリーニヨガに成功すると、迷いから自由になり「自分は誰」「何をするべきか」「どこに行くのか」が見えてくるという事、いわゆる悟りを開くのだそうです。ヨガは科学ではまだ未解明な分野をチャーミングなモデルによって説明しています。不可思議なエネルギーが頭頂まで届かず途中に留まる場合もあって、修行者は悟りが開いたのかどうか戸惑うといいます。なおチャクラについては次節で解説します。

生理学的には、30分以上メディテーションをやると脳波にシータ（θ）波が出ます。眠りよりも深く脳を休め、リラックスした状態になります。邪念が入らない左脳の低意識状態（ほぼ無意識）で、右脳が覚めた全開状態、うつらうつらと「うたたね」の状態です。究極の左脳の癒しであり普段は使っていない右脳を活性化します。このとき問題が降って湧いたように解決したりすると言われています。

まず真実を見るという第三の目がある眉間のチャクラに集中して座禅します。次にお尻のベース・チャクラに集中するとチャクラが熱くなって原始的なパワー・クンダリーニが起き、そのエネルギーが低意識の脳に到達、ついには、常日頃抱いていた問題意識を演算する最終段階に達し低意識の脳にエネルギーが注入され演算が完了すると考えられます。

コラム

クンダリーニヨガって何?

7つのチャクラを開くためにそれぞれのチャクラに声をかけて音のパワーを利用してチャクラを開けます。7日間ですべてのチャクラを開けるとお尻に眠っているクンダリーニが頭頂を目指して登るわけです。

クンダとは深い穴という意味です。つまり井戸の底（ベースチャクラ）に眠る大蛇がクンダリーニです。これは各種修行によって活性化されます。生涯をかけて各チャクラを開き気の通りを良くし、頭頂のクラウンチャクラを押し開けて解脱に至ります。性欲を昇華させたものがクンダリーニなので果性のコントロールが初期段階の修行です。クンダリーニ覚醒が一定レベル以上に達すると、人間に果てしない「イマジネーション」の拡大がもたらされるといわれています。クンダリーニにより修行している個々の人間の器に応じて神の夢が実現させるといいます。しかし、修行者がイマジネーションの拡大に溺れてしまい、それを自分の力だと思い込み「欲望」のままに行動してしまうならば、「悟り」への道を逸脱することになってしまいます。

我々凡人は脳細胞の5パーセントも使っていないと思われていますが、クンダリーニを持つと脳が活性化し使われる範囲が広がると言われます。よってクンダリーニに到達した時には天才の期待がかかります。サイババやスワミ・シバナンダは、クンダリーニを持って生まれたとされます。恐らくモーツァルトもそうでしょう。

私は修行の途中で次のようなことをつぶやいてしまいました。

ヨギはクンダリーニを獲得するために苦行を重ねますが、今世紀でそれに到達する人は果たして何人いるのだろうかと。クンダリーニヨガをクラスでやる意味は単なるデモでしかないのではないか。仮にクンダリーニを得たとしましょう。脳は体の器官でもっとも耐用年数が長いので持ちこたえるのですが、クンダリーニを頂いた日には耐用年数が短い心臓が持たないのではないかと危惧します。スワミ・シバナンダはヨガをやって身体を鍛えましたからいいのですが、モーツァルトは溢れる創造力に身体がついて行けず早逝だったと考えられます。すべては心身のバランスが重要だということです。

(2) 悟りのメカニズムについて

降って湧いたような問題解決は、クンダリーニを持ち出さずに説明できます。それは、メディテーションによって人間の隠された能力、いわゆる潜在能力を呼び醒ました結果だと考えます。

常日頃、願望や問題を意識していれば、それが脳へのインプットになり蓄積となり、問題解決のベクトルが強くなります。メディテーション時の低意識下で脳がそれを演算します。意識下では左脳で考えるのですが、メディテーションによって低意識から無意識に移行すると、右脳が活発になり潜在能力が最大になった時に回答がアウトプットされます。これが悟りの正体だと思います。

我々は元々高い潜在能力を持っていますが、意識下でも無意識下でも脳の演算能力は、年齢を重ねるうちに落ちるのではないかと私は考えるのですが、ヨギは「いや落ちない」と言います。また、左脳で考えた理屈が明確さを失うと潜在能力もだんだん衰えてくると考えますが、ヨギは衰えないと言います。脳はメディテーションによって休むと左脳も右脳も復元されると考えられます。いずれにしろ、脳を低

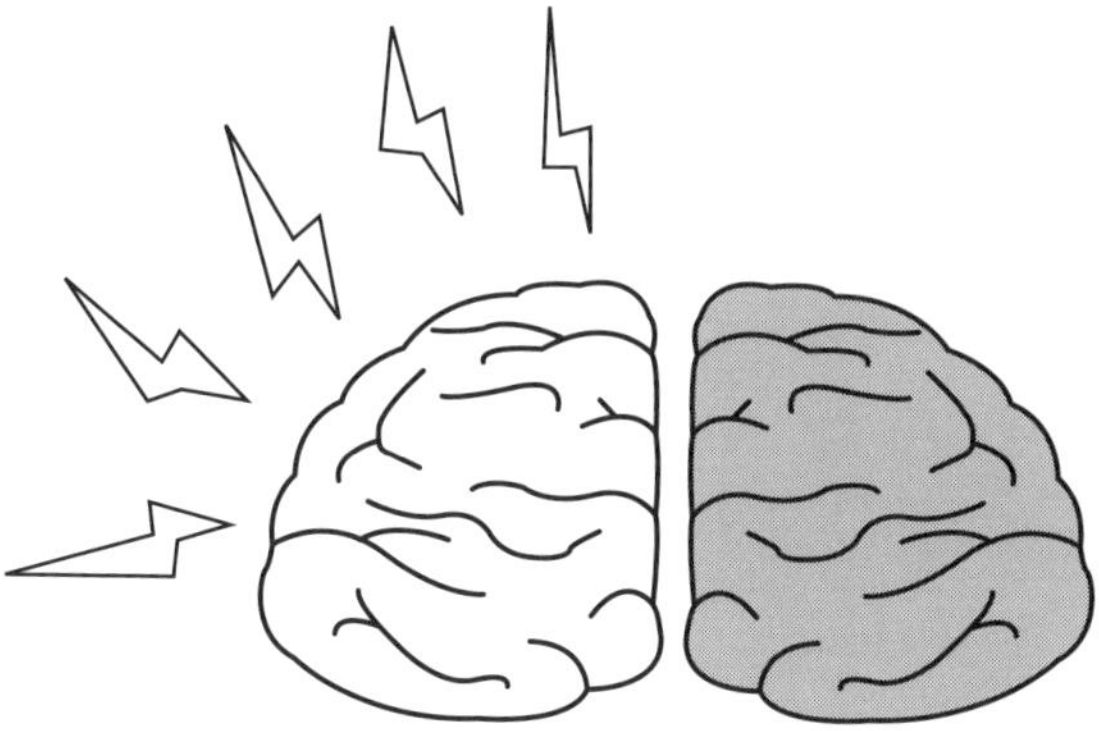

意識状態に置くと無意識下の演算システムである潜在能力が働くようになるのだと考えます。常日頃、意識下で悩んだことが情報として蓄積されると、そこから潜在能力が目的やベクトル（コントロールファクター）を強く意識するようになり、無意識下の雑念がない静寂の中で、それらの情報が整理・統合されて答えやアイデアが出ると考えます。これは、メディテーションを行なわなくても日常的に経験するもので、無邪気に楽しく遊んでいるときや、音楽を聴いているとき、あるいは睡眠中、何かのきっかけで脳が低意識状態に置かれたときにアイデアが届けられます。まるで天から降って湧いたような、神が届けてくれたプレゼントのように感じます。このように考えると、常日頃の悩みや問題意識がないと、つまり情報のインプットも強い願望によるベクトルもないと、メディテーションを行なっても何も届けられないことになり、悟りはやってこないことになります。とことん悩むから、蓄積が脳にあるからこそメディテーション時に脳が癒され創造脳が復元し、からまった糸がほどけるように答えが導き出されるということです。

コラム

チャーミングな気のエネルギー・モデルプラスアルファ

古代においても現代においても、人体は謎が多い小宇宙と形容されている存在です。生理学や解剖学が発達していない古代において誰にでも平等に降り注ぐ気を呼吸から取り込み、呼吸からだけではなく新鮮な野菜からも気を取り込み、気を貯め、気の流れのモデルをドラヴィダ人は構築したのです。

気をエネルギーセンターと呼ばれるチャクラに貯め、エネルギーはナディスという72000本もあるという気の道によって心身の隅々まで届けられます。そのエネルギーはただ単に生きるためだけではなく平和で安全な社会創造のために利用されると期待されました。インド発祥の気はヨガで自己実現のために使われました。これが中国にわたり、気功や中国医学に受け継がれ、ヒトの病気の治療に活用され、期待通りの発展を遂げました。

ヨガによって得られる気の効果や現象を、チャクラという貯蔵庫から気のパワーを借りてきてナディスから必要な箇所にパワーを届けます。たとえば「人は怒ったり悲しんだり恣わずらいしたりすると気を消耗し、気のレベルが低下するために病気になるからヨガで気をチャージしないといけない」とか、「お尻から立ち上った不可思議で強いエネルギーがすべてのエネルギーセンター・チャクラを経由して最後は頭頂からオーバーフローし〝ひらめき〟や〝解脱〟を行なう」など。しかし現代医学との整合性が取れていません。火事場の馬鹿力はどのように説明すればいいのでしょうか。現代医学では糖から瞬発力を、糖や脂肪から持久力に使うエネルギーをミトコンドリアがつくるわけですが、火事場の馬鹿力はチャージしたパワーが気を吐いた時に引き出されますから、これは気のエネルギーがテコとして作用しパワーを増幅していると私は考えました。いかがでしょうか。

（3）チャーミングなエネルギー・モデルの主役チャクラ

通常では意識できない体内で起きていることを、科学では説明できなかった時代、古代の賢者やヨギたちが考えたチャーミングな気のエネルギー・モデルがヨガの中核にあります。その主役がチャクラです。

一方、現代医学では、細胞のさまざまな活動に必要なエネルギーについて糖から直接的にエネルギーとして瞬発力に使われる方法（解凍エネルギー）と、ミトコンドリアが糖や脂肪などを分解してATPというエネルギーコインを供給し持久力に使われる方法の二通りがあります。でもお腹が空いて血糖値が低いのに火事場の馬鹿力のような、ものすごい瞬発力が出るのはどういうことなのか。活力や人の精神に影響し前向きになるエネルギーはどこからくるのか？　などがよくわかりません。気のエネルギーを持ち出すと説明がしやすくなります。貯蔵されたエネルギーコインや解糖エネルギーを気のパワーがテコになってパワーを増幅すると考えるとしっくりきます。日本でも「気合、元気、気前、気の持ちよう」などとパワー、生命エネルギーの強さを表現する時に「気」という文字を使っています。

チャクラは機能別エネルギーセンターと呼ばれています。超感覚のドラヴィダ人が捉えたチャーミングなエネルギー・モデルの中心的存在です。チャクラという存在はヨガをわかりづらくしているように見えますが、実は私たちの疑問に答えてくれる便利なものなのです。無意識下での問題解決、いわゆる「ひらめき」は、電気的な神経伝達によるものなのですが、気がそれを増幅すると考えられます。古代ドラヴィダ人はインダス文明の時代に、かすかなエネルギーである「気」の生理を考え、気のエネルギー・モデルを使って説明していました。そのほかにも私たちは曖昧で抽象的なことを話します。たとえば「健康な肉体に健全な魂が宿る」というような箴言に対して、ヨガのエネルギー・モデルで説明すると、

「ポーズで身体を鍛える過程でメンタルの集中力や理解力を強化し呼吸で気を集めメンタルに活力を与える」と説明します。精神論で「頑張れ」と言われて不可能だと思われたことが実現したり、不思議なエネルギーによって「火事場の馬鹿力」を発揮したりしますが、チャクラにチャージされた気のエネルギーが無意識下の行動で、息を吐いたときにチャクラから供給され、糖から得られたエネルギーや神経伝達物質が気によって増幅され、ものすごい力を発揮すると考えると納得します。ヨガの気で考えると精神論ですらモデル化の対象になっています。またヨガのエネルギー・モデルは、大きな問題意識を抱えて悩み続けた人が、睡眠やメディテーションによって無意識下で個々の課題に応じた機能別チャクラから、エネルギーを取り出して無意識下で脳が演算し答えを出していると考えると、チャクラの存在は非常に便利なものです。

(4)チャクラの定義

チャクラは全身にあって、重要なチャクラは、尻から頭頂の脊髄神経の延長線に7つあるとしています。①床と接する尻（肛門と性器の間、チャクラの「根」とも言う）、②へその下、へそと性器の間、③へその上、肋骨とへその間、④胸の中央、⑤喉、⑥眉間、⑦頭頂の柔らかい部分、の7箇所にあるとしています。

呼吸で調達した気のエネルギーは下から3番目の中央のチャクラ・マニプラにいったんチャージされます。チャクラはそれぞれ特徴的な機能を持っていて個々のチャクラにその機能維持に必要なエネルギーをマニプラから配分されます。

チャクラの位置

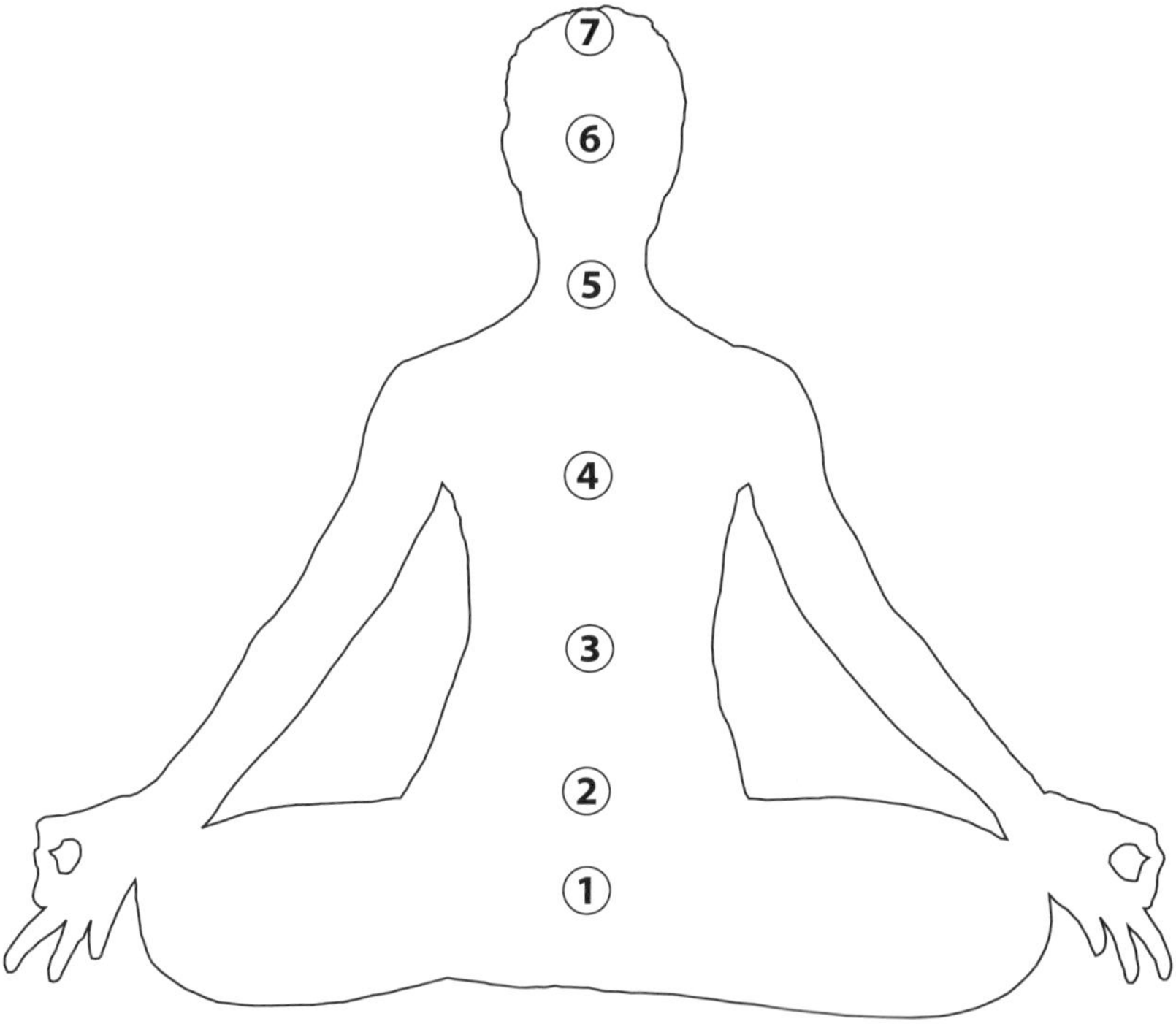

①ムラダラ（肛門と性器の間）
②スワディスタナ（へそと性器の間）
③マニプラ（肋骨とへその間）
④アナハタ（胸の中央）
⑤ヴィシュダ（喉）
⑥アギャ（眉間）
⑦サハスララ（頭頂の柔らかい部分）

チャクラはそれぞれ左表のような関係性があります。たとえば6番目の眉間を意識しながらメディテーションすると、眉間のチャクラのエネルギーが無意識下で脳が癒され直感、知恵、集中力が引き出されます。4番目の胸を意識すると純粋愛に満たされるといった具合です。

チャクラ（機能別エネルギーセンター）の機能と関係性

チャクラ名	位置	エネルギーの機能／関連性【対応する器官】
⑦サハスララ Crown Chakra	頭頂の柔らかい部分	至高のエネルギー／精神の輝き、至福感【頭頂の窪み、大脳】
⑥アギャ Forehead Chakra	眉間	真実を見るエネルギー／直感、知恵、集中力に関与【2つの目で見えない真実を見る第三の目（松果体）、目の窪み叢】
⑤ヴィシュダ Throat Chakra	喉	コミュニケーションのエネルギー／自己、真実を表現する【喉、後頭部神経叢】
④アナハタ Cheet Chakra	胸の中央	純粋愛のエネルギー／自己回復、愛情、喜びなどの人間的な感情に寄与【肺、心臓、心筋叢】
③マニプラ Centre Chakra	肋骨とへその間 お腹	ヨガで作られたエネルギーを溜め、他のチャクラに配分する／活力・希望・行動力に関与【消化器、太陽神経叢】
②スワディスタナ Sexual Chakra	へそと性器の間	性のエネルギー／創造性、人間関係に関与【血液循環システム、生殖器、前立腺叢】
①ムラダラ Base Chakra	背骨の根に当たり、肛門と性器の間	衣食住、仕事等の適切な生活要素が調和し安定した時に充実するエネルギー／心身の安定と生存に寄与【排泄、仙骨叢】

サンスクリット語のチャクラとは、車輪や渦巻きを意味し、エネルギーをチャージし、エネルギーは無意識下で望むものに変換・増幅されるといいます。エネルギーを音に変換・増幅するのがアンプです。貯めるのがコンデンサーです。ですから、チャクラはエネルギーのアンプでありコンデンサーではないかと思います。呼吸は活力を呼びこみチャクラにチャージされ、懸案のチャクラに意識して行なうメディテーションは、懸案のチャクラのエネルギーを増幅してそのエネルギーを問題解決に利用していると考えるとわかりやすいと思います。

5 目的別メディテーション

日曜日の朝おきたら脳力復元ヨガを行なった後に少し散歩をしてメディテーションを行なうと良いでしょう。

（1）最近アイデアが出てこないなと思ったら、眉間のチャクラ⑥に意識を集中してメディテーションを行ないます。

・準備として交互呼吸法を行ない、脊髄神経を活発にし、左右の自律神経のバランスを良くします。
・脳神経を刺激する逆立ちを行ないます。眉間のチャクラ⑥、頭頂のチャクラ⑦を刺激します。
・封印のポーズでリラックスした後、座禅を組みます。アイデアの火つけ役であるクンダリーニが眠るお尻のベースのチャクラ①を刺激します。

・直感、知恵、集中力との関連性がある眉間のチャクラに集中しながら至福の時間を楽しみます。
・脳が安定し強くなってアイデアを生む脳環境になります。
（2）活力を引き出しもっと頑張りたい場合、ベースのチャクラ①に意識を集中してメディテーションを行ないます。なお、活力を引き出すだけであれば脳力復元ヨガを朝晩2回やるだけでよく、メディテーションをやるまでもないかもしれません。
・交互呼吸法を行ない、引き続きポーズによるリズム呼吸を行ないます。呼吸によって気のエネルギーを蓄積します。そのエネルギーは3番目のお腹のチャクラにチャージされると考えます。エネルギーは3番目のチャクラから他のチャクラに配分されます。
・メディテーションを行なう前に逆立ちをしてチャクラをさかさまにし、封印のポーズでリラックスしてからやります。
・活力を引き出す一番目のベースのチャクラ、肛門と性器の間に意識を集中して、桃源郷で至福の時間を楽しみながらアタッチメントや疲労物質が洗い流されるイメージを持ちメディテーションを行ないます。
・メディテーションを行なっていくと一番目のチャクラが温まってきます。「チャクラが開いた」と称します。
（3）やる気がなくなったら人生の危機です。ベースのチャクラ①に意識を集中してメディテーションを行ないます。
・最近、自信を失い生きる活力がなくなってきたなと思ったら、あるいはストレスに負けそうになったら、身体の基本的な活力の問題です。準備もメディテーションも（2）と同じです。
・前屈系のポーズを併せて行なうと良いです。
（4）仕事で集中力や忍耐力がないのはパワーが不足しているためとストレスです。交互呼吸をきわめてゆっくり行ないアタッチメントを取り、ポーズを繰り返し行なうリズム呼吸でエネルギーを溜めます。これだけで大概、集中力は回復します。次にパワーとの関連性がある肋骨とへその間の中央のチャクラ③に意識を集中してメディテーションを行ないます。常日頃、脳力復元ヨガを朝晩2回行ない、スタミナを確保する必要がありそうです。
（5）人に迫真の感動を与えるスピーチや、歌手や司会など、話すことが仕事の人は喉のチャクラ⑤に集中してメディテーションを行ないます。咽頭と甲状腺を刺激する肩立ちのポーズや犬のポーズも併せて行なうと良いでしょう。

第4章

ムーン・サリュテーション

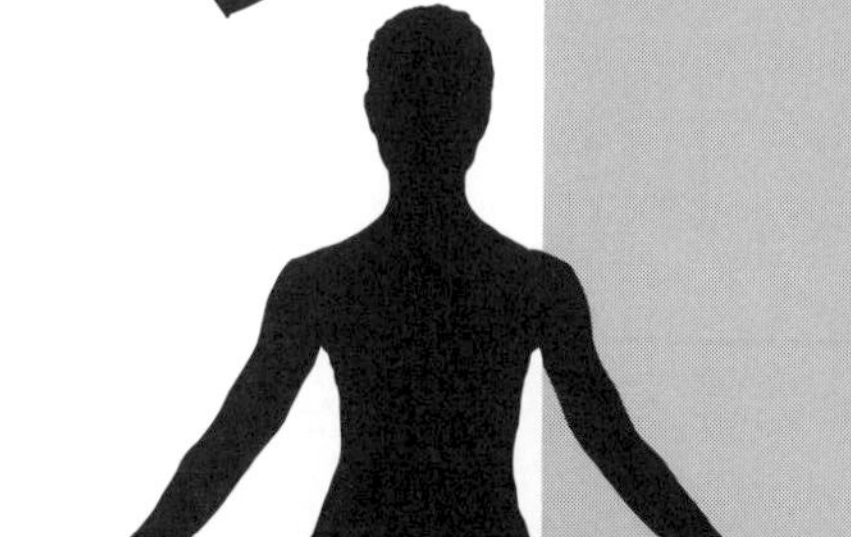

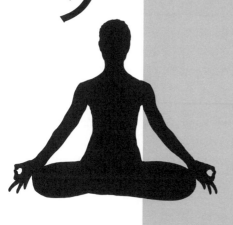

1 体力・活力・脳力強化ムーン・サリュテーション

ヨガは古代に発達しました。古代信仰は多くの場合、太陽を畏れ神聖な対象として礼拝したため、太陽礼拝（ヒンディー語でスーリア・ナマスカール／英語でサン・サリュテーション）という体力・活力・脳力を強化する重要なエクササイズがうまれました。ヨガはこれに尽きます。これを夕方にやるにふさわしい形に若干変えたものがムーン・サリュテーションです。体力・活力・脳力強化計画に欠かせないヨガです。ヨガを長年やっていますが、仕事の後、サン・サリュテーションを数セット行なって一日を終わることがめずらしくありません。

ここに提案するポーズ集は、準備運動（18ページ「負けん気を取り込む準備運動」）とムーン・サリュテーションとエンディングのポーズを一連の流れにまとめたものです。必要最小限のことを解説し一連にまとめました。これにチャレンジしてから先を読み進めることをおすすめします。1枚目の標準のポーズ（120～121ページ）に飽き足らない方のために、2枚目にやや長いエクササイズ（122～123ページ）を用意しました。

もし朝起きてすぐムーン・サリュテーションをやりたい方は、体が温まっていないことと、関節の周りで滞っている体液の流れが良くないと故障の原因になりますから、ご自分のスタイルで結構ですので手首、肩、首、腰などの関節をほぐしてください。ポーズ集の中の表示にある吸は吸気、吐は呼気（吐く）です。

負けん気を取り込む準備運動（カウンターヨガ）

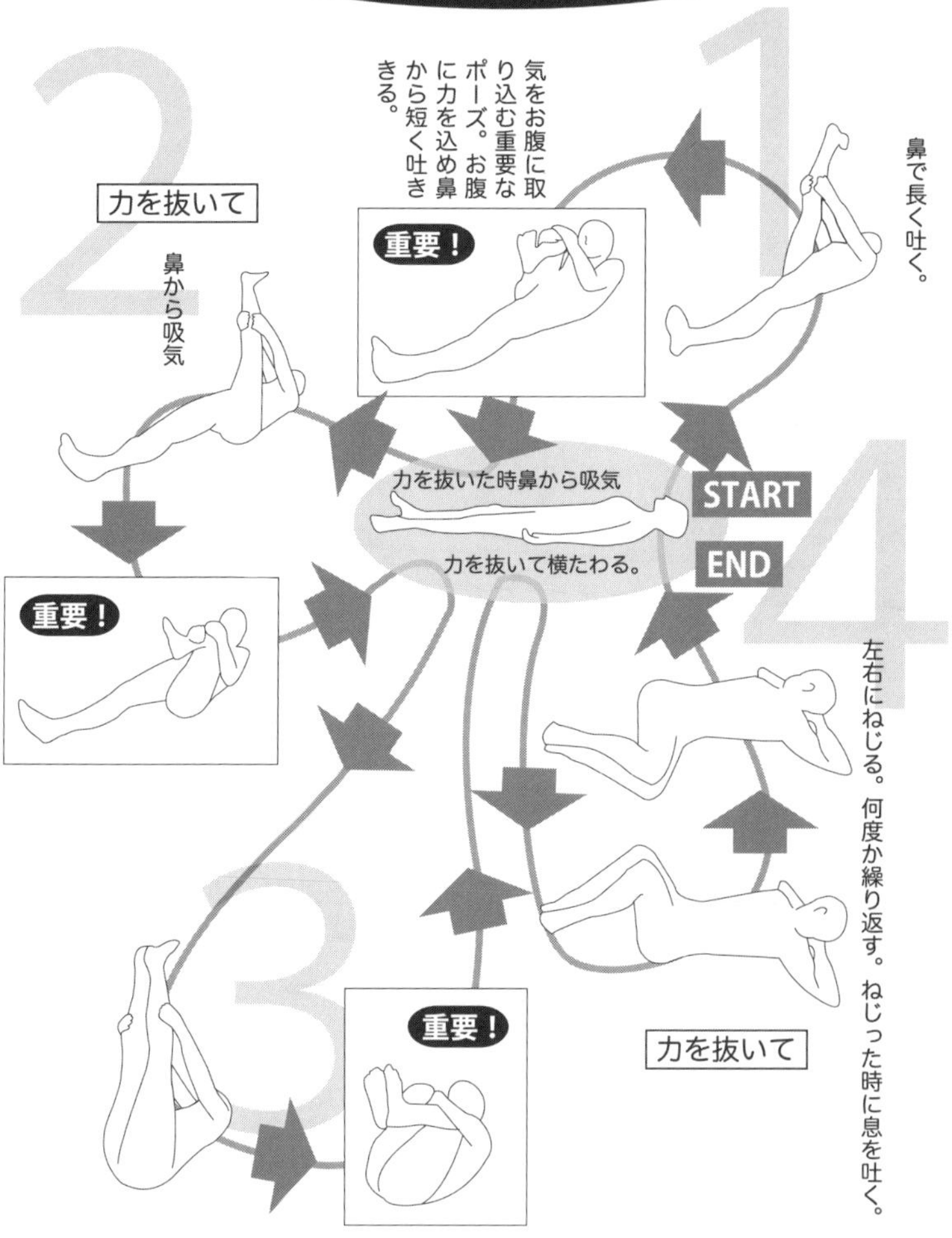
1
2
3
4
鼻で長く吐く。
気をお腹に取り込む重要なポーズ。お腹に力を込め鼻から短く吐きる。
重要！
力を抜いて
鼻から吸気
力を抜いた時鼻から吸気
START
力を抜いて横たわる。
END
重要！
左右にねじる。何度か繰り返す。ねじった時に息を吐く。
重要！
力を抜いて

標準のポーズ集

5 感謝と交互呼吸
（2分）

整腸効果が高い正座で座る。交互呼吸で自律神経を整え集中力を引き出す。

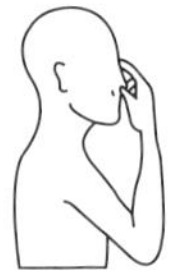

① 右鼻孔で呼吸をゆっくり5回
② 左鼻孔で呼吸をゆっくり5回
③ 右と左で交互に呼吸。右鼻孔から吸って気持ちいいと思う長さだけ息を止め、左鼻孔から息を長く吐く。次に左鼻孔から吸って気持ちいいと思う長さだけ息を止め、右鼻孔から長く吐く。これを交互に繰り返す。

脊髄の気道の通りを良くする。脳にはアタッチメントキラー・セロトニンが分泌される。

6 猫のポーズでリズム呼吸
（3分）

仕事の疲れ、肩コリをとり、酸素と気をチャージする。婦人病に効果あり！　前立腺にも良い。

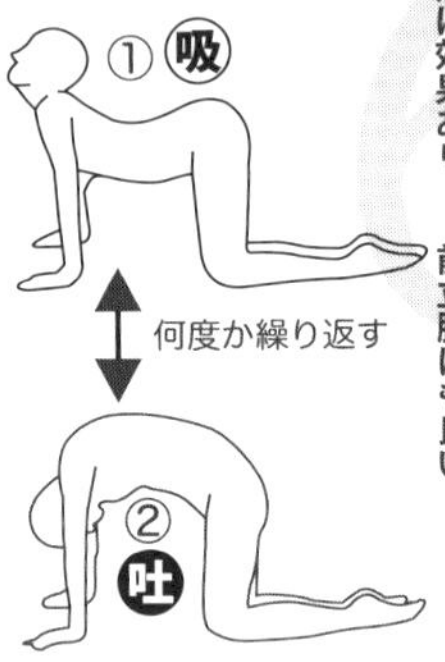

① 背中を反るようにして仰ぎ見ながら息を吸い、酸素が吸収されるイメージで気持ちがいいと思う長さ息を止める。
② お腹をへこませながら息を強く吐く。息を吐き終わった瞬間、へこんだお腹に力を込めて息を止め、気を逃がさない。

7 バッタのポーズ
（自然呼吸で1分）

ヒップアップ&姿勢を良くする

バッタの後はカウンターポーズの「赤ちゃんのポーズ」でリラックス

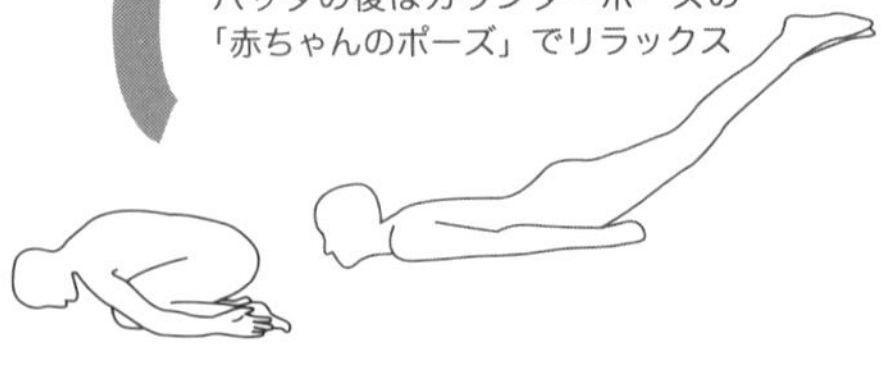

8 ムーン・サリュテーション
（6巡で約3分）

美貌と健康、明日への活力を引き出す

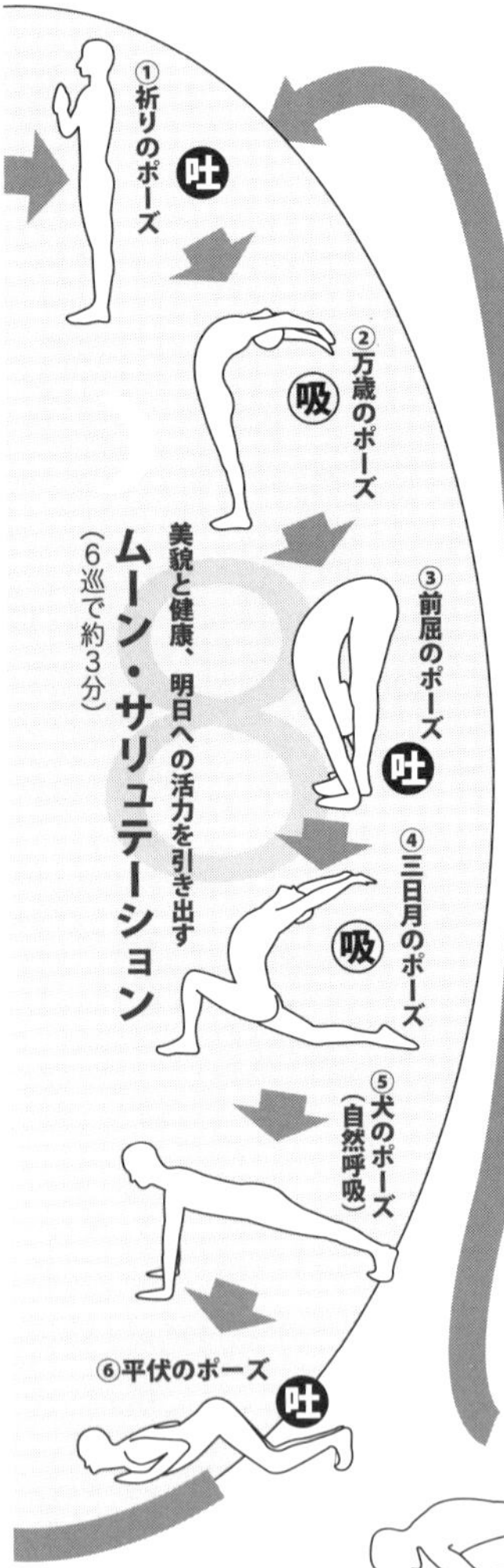

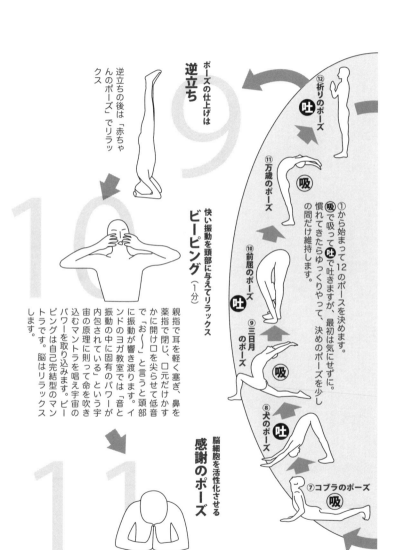

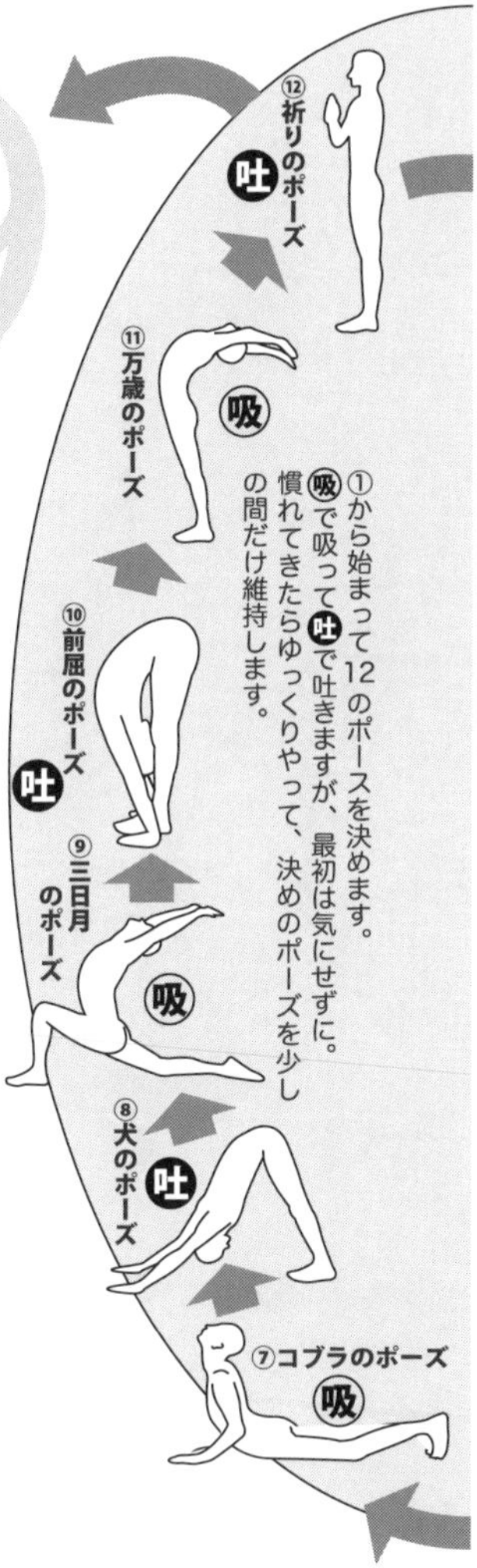

①から始まって12のポーズを決めます。吸で吸って吐で吐きますが、最初は気にせずに。慣れてきたらゆっくりやって、決めのポーズを少しの間だけ維持します。

9

ポーズの仕上げは
逆立ち

逆立ちの後は「赤ちゃんのポーズ」でリラックス

10

快い振動を頭部に与えてリラックス
ビーピング（1分）

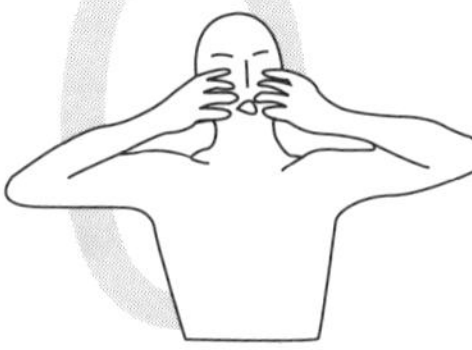

親指で耳を軽く塞ぎ、鼻を薬指で閉じ、口元だけかすかに開け口を尖らせて低音で「お〜」と言うと頭部に振動が響き渡ります。インドのヨガ教室では「音と振動の中に固有のパワーが内包されている」という宇宙の原理に則って命を吹き込むマントラを唱え宇宙のパワーを取り込みます。ビーピングは自己完結型のマントラです。脳はリラックスします。

11

脳細胞を活性化させる
感謝のポーズ

ややきついポーズ集

5 感謝と交互呼吸（2分）

整腸効果が高い正座で座る。交互呼吸で自律神経を整え集中力を引き出す。

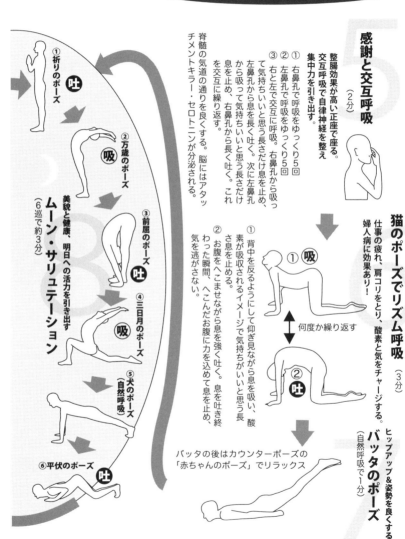

① 右鼻孔で呼吸をゆっくり5回
② 左鼻孔で呼吸をゆっくり5回
③ 右と左で交互に呼吸。右鼻孔から吸って気持ちいいと思う長さだけ息を止め、左鼻孔から息を長く吐く。次に左鼻孔から吸って気持ちいいと思う長さだけ息を止め、右鼻孔から長く吐く。これを交互に繰り返す。

脊髄の気道の通りを良くする。脳にはアタッチメントキラー・セロトニンが分泌される。

6 猫のポーズでリズム呼吸（3分）

仕事の疲れ、肩コリをとり、酸素と気をチャージする。婦人病に効果あり！

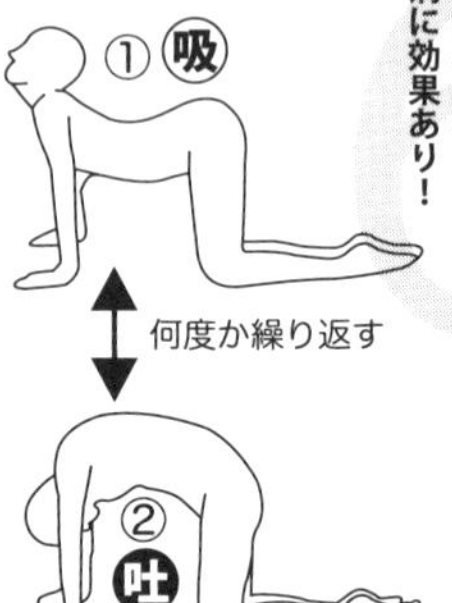

① 背中を反るようにして仰ぎ見ながら息を吸い、酸素が吸収されるイメージで気持ちがいいと思う長さ息を止める。
② お腹をへこませながら息を強く吐く。息を吐き終わった瞬間、へこんだお腹に力を込めて息を止め、気を逃がさない。

7 バッタのポーズ（自然呼吸で1分）

ヒップアップ＆姿勢を良くする

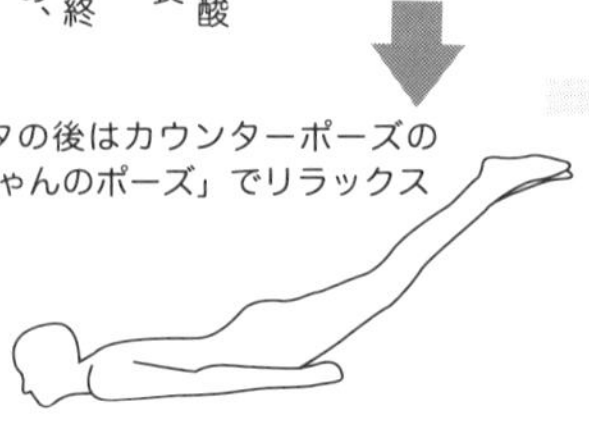

バッタの後はカウンターポーズの「赤ちゃんのポーズ」でリラックス

8 ムーン・サリュテーション（6巡で約3分）

美貌と健康、明日への活力を引き出す

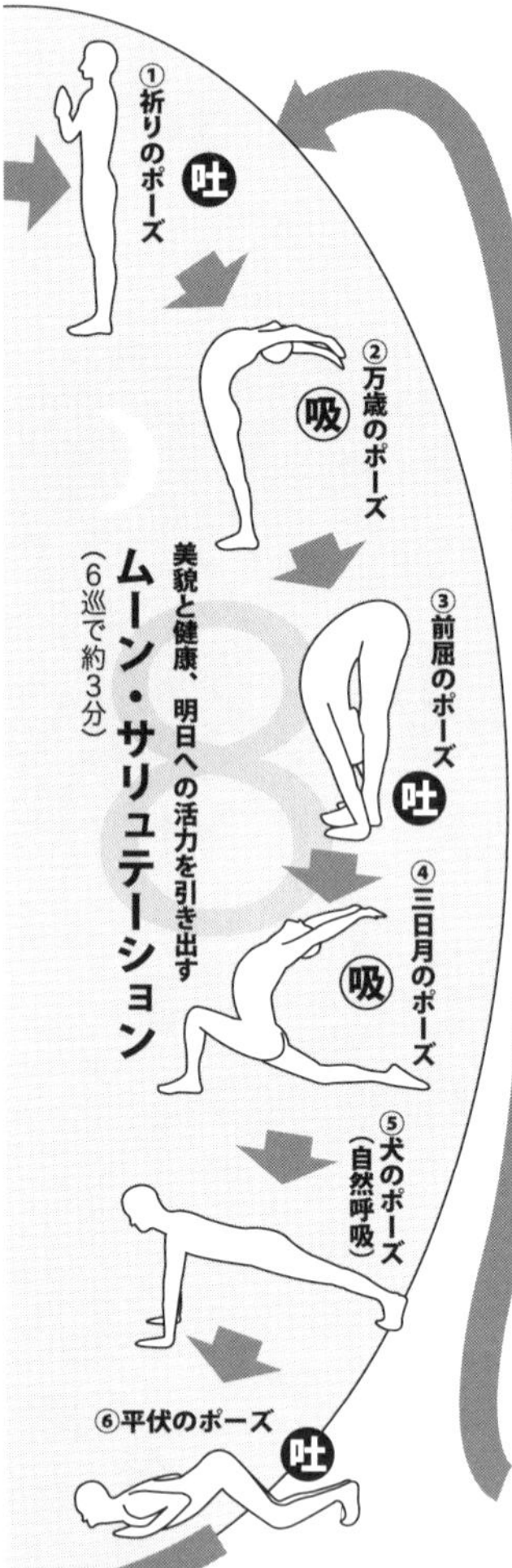

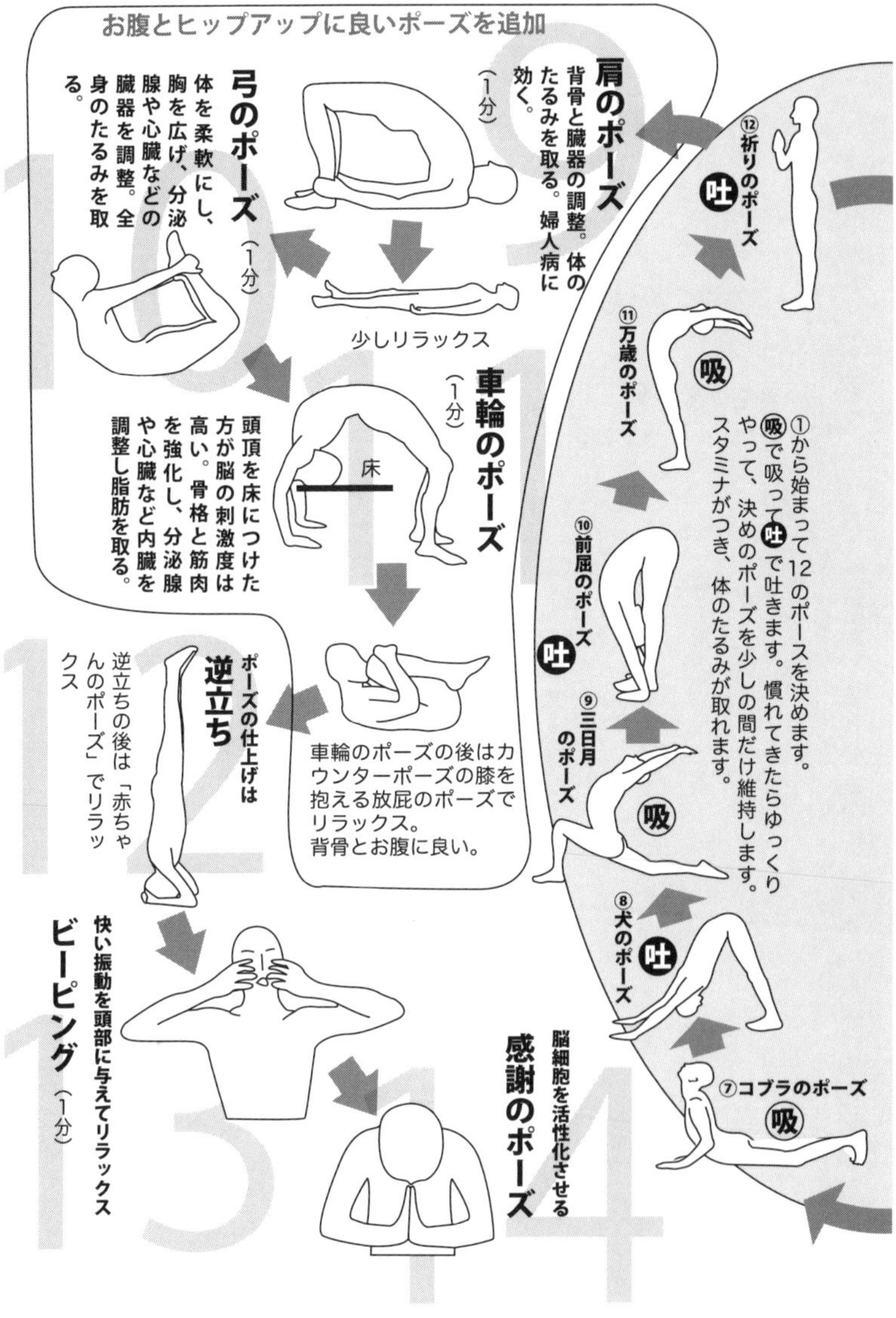
お腹とヒップアップに良いポーズを追加
肩のポーズ
背骨と臓器の調整。体のたるみを取る。婦人病に効く。
（1分）
弓のポーズ
（1分）
体を柔軟にし、胸を広げ、分泌腺や心臓などの臓器を調整。全身のたるみを取る。
少しリラックス
車輪のポーズ
（1分）
床
頭頂を床につけた方が脳の刺激度は高い。骨格と筋肉を強化し、分泌腺や心臓など内臓を調整し脂肪を取る。
車輪のポーズの後はカウンターポーズの膝を抱える放屁のポーズでリラックス。
背骨とお腹に良い。
ポーズの仕上げは
逆立ち
逆立ちの後は「赤ちゃんのポーズ」でリラックス
ビーピング
（1分）
快い振動を頭部に与えてリラックス
感謝のポーズ
脳細胞を活性化させる
⑫祈りのポーズ
吐
⑪万歳のポーズ
吸
①から始まって12のポーズを決めます。
吸で吸って吐で吐きます。慣れてきたらゆっくりやって、決めのポーズを少しの間だけ維持します。

スタミナがつき、体のたるみが取れます。
⑩前屈のポーズ
吐
⑨三日月のポーズ
吸
⑧犬のポーズ
吐
⑦コブラのポーズ
吸

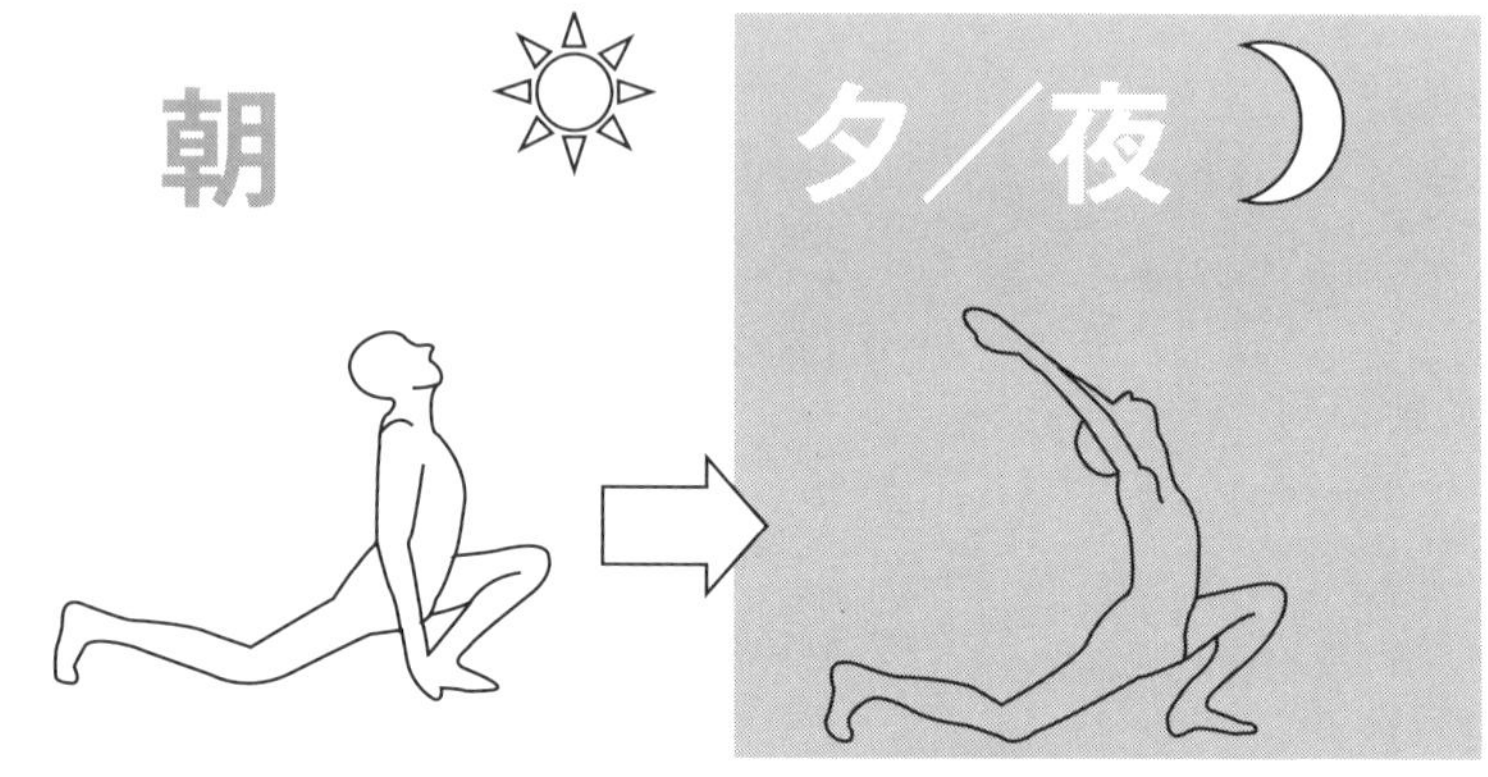

乗馬のポーズ
サン・サリュテーション

三日月のポーズ
ムーン・サリュテーション

2 ポーズの解説

（1）太陽礼拝とムーン・サリュテーションの違い

太陽礼拝（サン・サリュテーション）は、太陽に感謝して行なうエクササイズで、12のポーズで一巡します。古代ドラヴィダ人の遊び心と知恵を結晶させた万病に効くエクササイズです。

これを1か月続ければ胸を広げ、姿勢を良くし、表情を明るくし、ウエストにくびれを作り、お尻のたるみをとって実にかっこいいスタイリッシュなボディーが完成します。十分に健康な人は、美しい肉体を作る美容ヨガとして活用してほしいと思います。見るからに活力に満ちた頼もしい人に生まれ変わると思います。

サン・サリュテーションの4番目と9番目のポーズは上掲の乗馬のポーズですが、これを三日月のポーズに置き換えたものをムーン・サリュテーションと呼びます。

図で見ると小さな違いですが実際にやってみると三

日月のポーズの方が筋力を要求されます。ムーン・サリュテーションはサン・サリュテーションを強化したヨガですから、己を攻める王のヨガにふさわしいのではないでしょうか。サン・サリュテーションは朝のエクササイズ、ムーン・サリュテーションは月が出る時間、つまり体の動きが良くなってくる仕事の後や寝る前、朝のヨガで行なう場合は体が温まってから行ないます。

ムーン・サリュテーションは運動能力と体力が要求されますので男性にも楽しんでいただけるヨガです。実力がありながら成果が出せない人にとって大きな活力を与えてくれます。

プレゼン、就活、婚活など自分の実力をちゃんと評価してもらうために、活力に満ちた良い表情や美しい姿勢や力強さをムーン・サリュテーションで獲得して下さい。その美しさ、力強さこそ健康の証です。なお12のポーズは、強力なポーズですから効能は考えずにすべてをこれに委ねポジティブな思考で継続してみて下さい。思いがけない効果や変化に気づくはずです。このヨガは12のポーズを6巡して3分です。私はこのヨガを「3分で終わる総合医療」だと言ってインド人を笑わせたものです。

準備運動をやってムーン・サリュテーションをゆっくりやり、このポーズでは得られない医療効果を補完するポーズを組み合わせて約15分のヨガを提案します。ヨガは短い時間でも毎日継続すると効果が如実に現れます。週に1回1時間半のヨガ教室に通うだけではなく、ムーンサリュティーションを毎日3分でも、家で行なうと医療効果が相乗的にあがります。

(2) チャクラとの関連性

ムーン・サリュテーションが医療効果が高いのは、多方面のチャクラを刺激することからも説明で

コラム

神様からのプレゼント

感謝のポーズは、現在の自分のすべてを受け入れ感謝します。この時、脳のセロトニン神経は緊張状態を解くセロトニンというホルモンを分泌します。ストレスが軽減されると脳内の神経伝達物質であるエンドルフィン濃度が高まることが知られています。

エンドルフィンは充足物質あるいは伝達物質と呼ばれるものです。エンドルフィンは覚醒物質であるドーパミンの滞留時間を延長し、脳細胞のシナプスの働きを良くします。【感謝↓セロトニン分泌↓エンドルフィン濃度の増加↓シナプス活動電位の上昇↓脳の記憶回路が活性化↓記憶力確保】を利用しない手はありません。

深く感謝し脳の回路を活性化して聡明になれば目が美しくなります。これは神様からのプレゼントです。インド人はこのプレゼントを利用し、僧侶・龍樹は空の概念を発想し、僧侶の息子で数学者のラマルジャンは次々と数学の定理を作り、エンジニアはＩＴ革命を興しました。

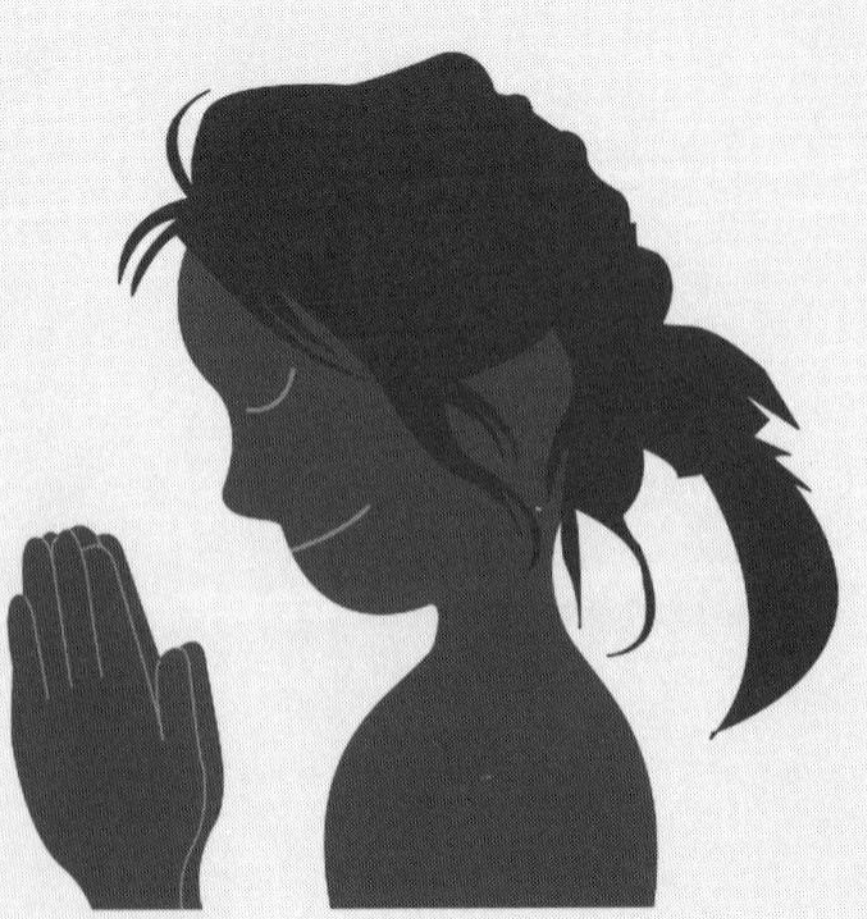

ムーン・サリュテーションのポーズとチャクラの関係

ポーズ	刺激を受けるチャクラ
① 祈りのポーズ	胸のチャクラ
② 万歳のポーズ	喉のチャクラ
③ 立位スーパーポーズ	性のチャクラ
④ 乗馬のポーズあるいは三日月のポーズ	眉間／喉のチャクラ
⑤ 犬のポーズ（立位）	喉のチャクラ
⑥ 平伏のポーズ	中央のチャクラ
⑦ コブラのポーズ	性のチャクラ
⑧ 犬のポーズ（ストレッチ）	喉のチャクラ
⑨ 乗馬のポーズあるいは三日月のポーズ	眉間／喉のチャクラ
⑩ 立位スーパーポーズ	性のチャクラ
⑪ 万歳のポーズ	喉のチャクラ
⑫ 祈りのポーズ	胸のチャクラ

きます。チャクラは呼吸やポーズで取りこんだ気（生命エネルギー）を貯め込んで活用するためのエネルギー・センターと呼ばれ、体のいたるところにあります。それらは72000本あると言われる気の道（ナディ）で結ばれています。主要7つのチャクラはもっとも大きな気の通り道であるスシムナ・ナディ（脊髄の中を通る）とその延長線上にあります。ですからヨガは背骨のストレッチを重視しています。

ムーン・サリュテーションのポーズによって重要なチャクラを5つ刺激します。ムーン・サリュテーション単独ではお尻のベース・チャクラと頭頂のクラウンチャクラは刺激されませんが、ムーン・サリュテーションの前に座禅を組んで呼吸法を行ないお尻のチャクラを刺激し、ムーン・サリュテーションの後に逆立ちをすれば頭頂のチャクラを刺激

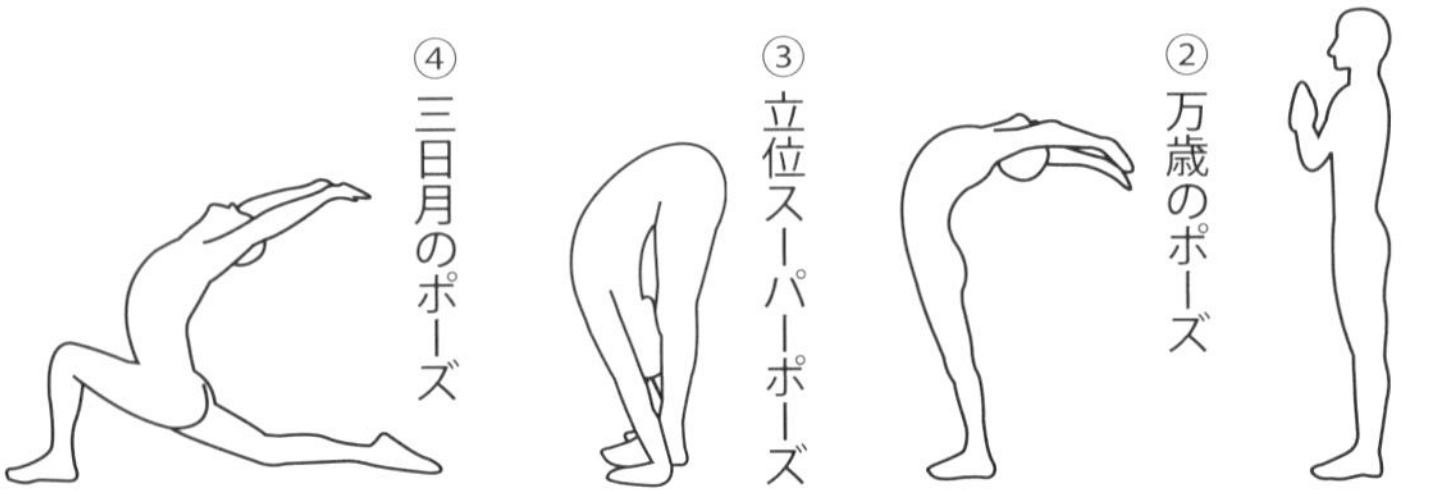

しますのですべてのチャクラを刺激することになります。チャクラの位置とその機能は第3章をご参照ください。

私は1日何セットか、体が温まっている昼食前か夕食前にムーン・サリュテーションを行ないます。継続して行なうとスタミナがついてきたことを実感するはずです。

(3) 12のポーズの要領と効果

各ポーズを約2〜3拍、かなりゆっくりしたペースで行ないしっかりとポーズの形を決めるエクササイズです。

① 感謝のポーズ（吐く）…手を下げた直立の姿勢から強く吐き、手を合わせます。脳神経のシナプスを活性化します。

② 万歳のポーズ（吸う）…強い意思で反りましょう。

③ 立位スーパーポーズ（吐く）…無理がない範囲で前屈すれば内臓を自己マッサージし脳を刺激します。

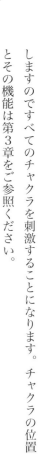

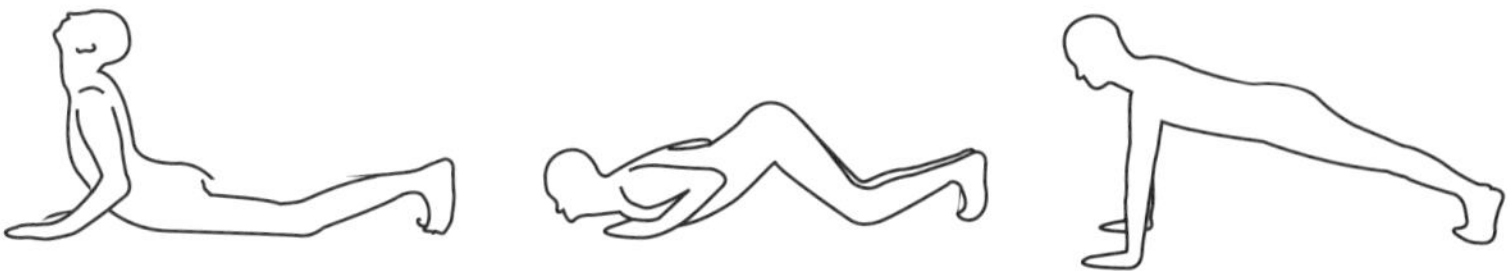
⑦ コブラのポーズ
⑥ 平伏のポーズ
⑤ 犬のポーズ

④三日月のポーズ（吸う）…右足（次の回は左足）を後ろに引いて天を仰ぎ両腕でバンザイします。無理であれば手を上げなくても結構です。少しずつできればいいです。腰を落とした姿勢のまま一呼吸し、両腕を上げて1秒程ポーズを決めます。背骨、足腰、肩、腹部内臓や骨盤内臓を強化します。

⑤犬のポーズ（息を止めるか自然呼吸）…力強く腕とつま先で身体を支え、頭からかかとまで直線になるようにします。

⑥平伏のポーズ（吐く）…尻を浮かせて顎、胸、膝、つま先で身体を支えます。背中が伸びて非常に気持ちがいいです。

⑦コブラのポーズ（吸う）…背筋と尻の筋肉を使って反ります。腕は添える程度で肘を若干曲げて仰ぎ見ます。腕で上半身を支えてしまうと美しい体をつくる上で重要な背筋とお尻の筋肉が鍛えられません。

⑧犬のポーズ（吐く）…きっちりと手の指を広げて体重を支え、顔と胸（背骨）をなるべく床に近づけるような気持ちで踏ん張るといい形になり

⑧犬のポーズ

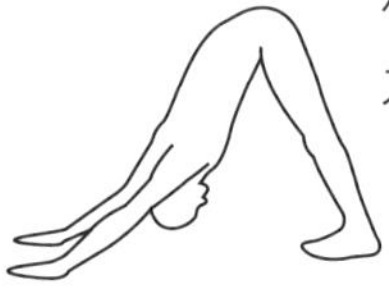

⑨三日月のポーズ

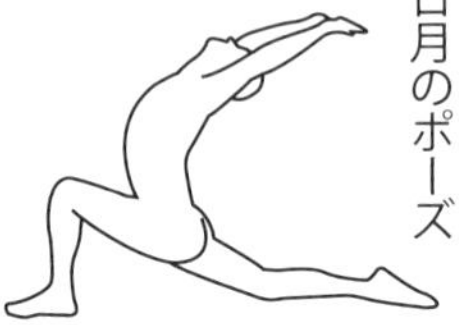

⑩立位スーパーポーズ

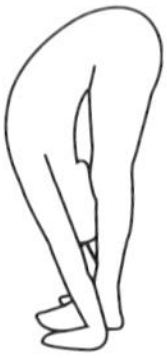

⑪万歳のポーズ

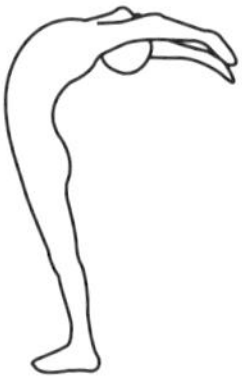

⑫感謝のポーズ

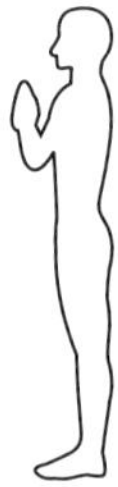

ます。足を揃えて踏ん張り、足の裏を全部床につける気持ちで行ないます。でも無理のないように。

⑨三日月のポーズ（吸う）…4番目の形と同じ、右足（次の回は左足）を前に移動し天を仰ぎます。できれば両腕でバンザイ

⑩立位スーパーポーズ（吐く）…3番目と同じ

⑪万歳（吸う）…強い意思でフィニッシュしましょう。

⑫感謝のポーズ（吐く）…手を合わせて息を強く吐いて気をロックし、感謝します。

（ポーズの流れはインターネットの動画が役に立ちます。Sun Salutation で検索して下さい。先生に

よって少しずつ違いますが流れとリズムがわかります。リズムは人によって異なります）

一般的には、すべてのポーズを同じリズムで刻みフィニッシュのポーズをきっちりと決め30秒で一巡します。3分間これをやると6セットこなせます。こんな短い健康エクササイズは他に類をみません。時間が許す限り準備運動をよくやり、セット数を増やして効果を上げて下さい。3分間やれば汗が出ます。運動不足解消だけを目的にこれを毎日朝晩5分ずつやれば1週間で体のたるみが取れてシャープな肉体になります。加えて12のポーズを流れるように美しく決めるように努力しますから集中力を養います。

【効　能】

ムーン・サリュテーションは、ヨガの重要なポーズを集め、一連の動きを動的にまとめたものです。

1）12のポーズをリズミカルに繰り返すと集中力を養いアタッチメントを取り脳を癒し、記憶力を高めます。

2）関節の柔軟性が良くなると関節周辺部における体液や神経の流れが改善され、病気を予防します。

3）腹部内臓や女性にとって重要な骨盤内臓、さらに全身の分泌腺をマッサージしホルモンの分泌を調整します。

4）リズミカルに刻む呼吸によってセロトニン神経が鍛えられアタッチメントを除去するセロトニンを分泌、セロトニンは睡眠ホルモン・メラトニンの原料です。夜になるとメラトニンを作りよく眠れます。

5）吸気と呼気の繰り返しにより体を温め代謝を上げ、体質を改善します。

6）背骨、血管、神経やリンパ系をストレッチし、また体を温めますから体液の循環を良くし免疫力を高めます。

7）筋力を鍛えスタミナがつき皮膚のたるみが取れて美しい体になります。美しさこそ健康と長寿の秘訣です。

8）ムーン・サリュテーションを6セットゆっくりやった後、歩いて出勤すればいいのです。ムーン・サリュテーションを6セットやると鼻の通りが良くなり、肩コリがなくなり、頭がさえ、集中力が続くようになります。多少の無理は効きますし、風邪をひきやすい体質は見事に改善されます。

このように短い時間を利用してムーン・サリュテーションを行なうと体力（運動能力や免疫力などをつけ、脳力を強化し、身体を引き締め美しくします。

一連のポーズの中で、コブラ、犬、前屈の3つは医療ヨガにおいて重要なポーズになりますから、その便益と適応症を以下に書きます。第2章と重複する部分がありますが、各章の独立性と利便性を考慮しました。図中の記号や名称を記入した部分が当該ポーズによってマッサージ／刺激／ストレッチされる箇所です。

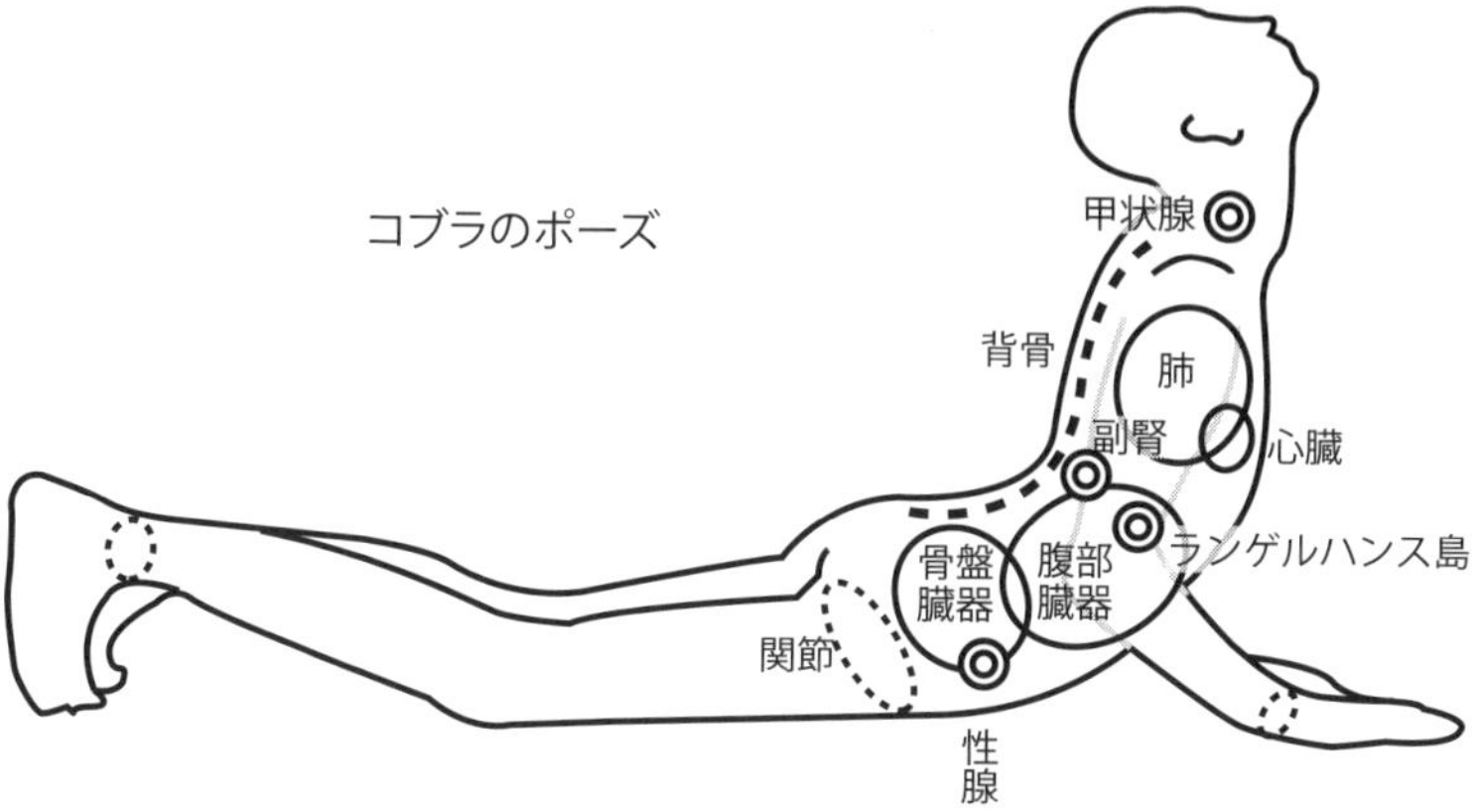

●コブラのポーズ

便　益：背骨、腰部脊椎周辺の筋肉と靭帯の強化／咽頭、心臓、首の筋肉の調整／胸を広くする／腹部並びに骨盤内臓を刺激する／甲状腺、副甲状腺、副腎、ランゲルハンス島を刺激する／上肢関節の強化／お尻と大腿の筋肉を強化する

適応症：首から胸にかけての脊椎炎／上部腰痛／坐骨神経痛／声帯障害／ぜんそく、気管支炎／腹部並びに骨盤内臓の障害／甲状腺、副甲状腺ホルモン分泌障害／糖尿病／関節炎

●犬のポーズ

便　益：脳、頭部から首、手指、足の血行促進／垂体、松果体、甲状腺、副甲状腺の血行を促進し、性腺のうっ血を減らす／腹部内臓、骨盤内臓のうっ血を減らす／肺から二酸化炭素を出し切る／上肢と下肢の筋肉と関節を強化する／上肢と下肢の脂肪を減らす／スタミナ増強／記憶力、集中力、創造力

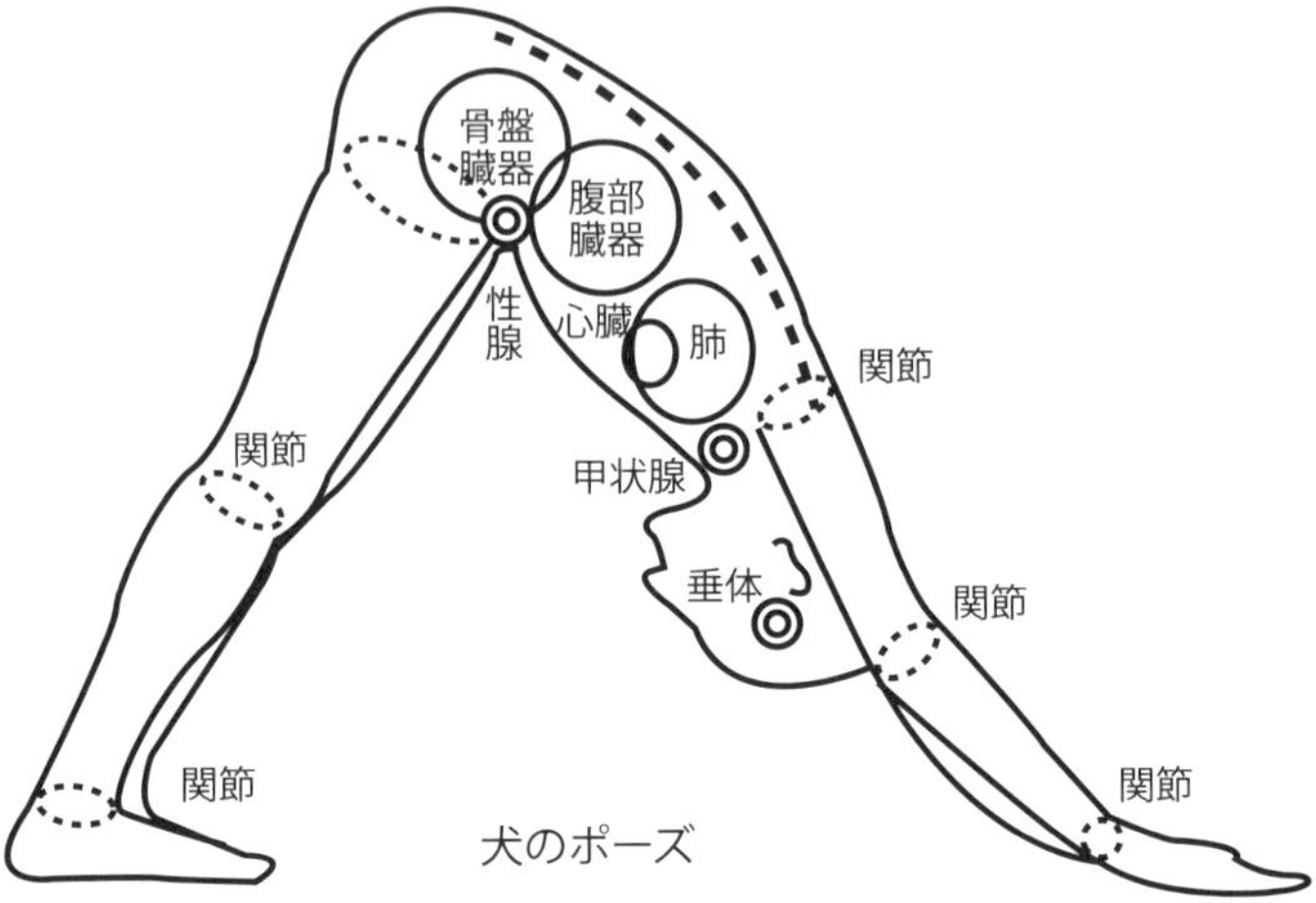

犬のポーズ

向上

適応症：頭髪抜け毛／不眠症／内分泌腺障害（甲状腺、副甲状腺、性腺）／慢性気管支炎／泌尿生殖器障害／生理不順／関節炎／腕と足の肥満と筋力の衰え／ストレスが原因の疾患／記憶力、集中力の低下

●立位スーパーポース

便　益：背骨のストレッチ／頭から首の血行促進／視床下部、下垂体、松果体、甲状腺、副甲状腺、胸腺の血行促進／腹部内臓、骨盤内臓のマッサージ／脳神経を癒し、心を鎮める／性腺の調整／お尻と肩関節を緩める／大腿とふくらはぎを強化しスリムにする

適応症：背骨の固化／肉体的・精神的疲労／めまいや低血圧／胃腸、肝臓等内臓障害／泌尿生殖器障害（子宮・前立腺・膀胱）／内分泌腺障害／落ち込み、不眠症、集中力不足等の精神疾

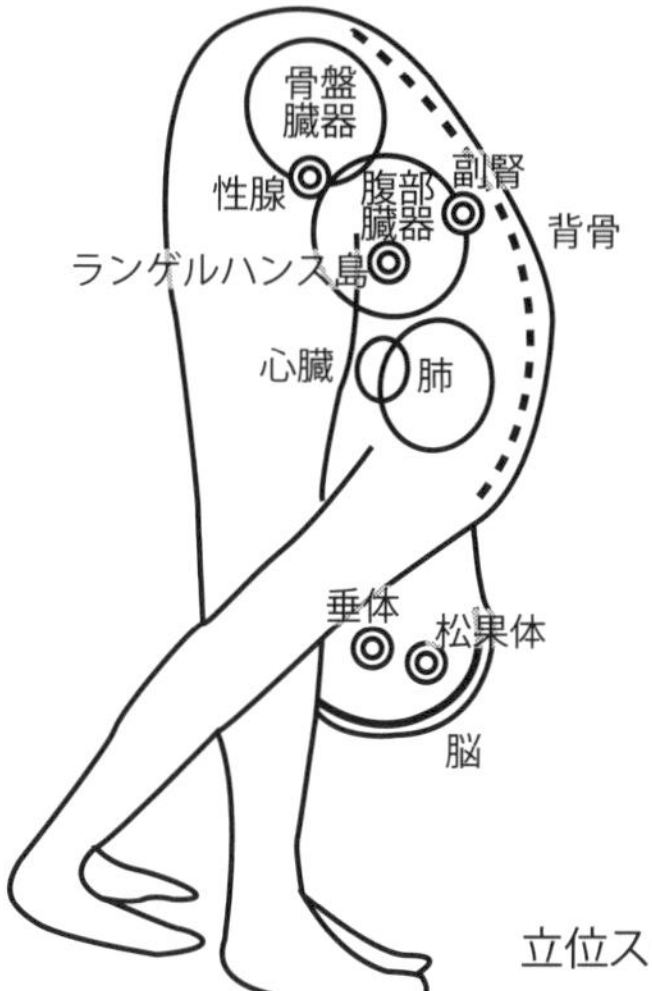

立位スーパーポーズ

患／骨盤と肩の関節固化

3 ムーン・サリュテーションの前のポーズ

ポーズの解説に第2章と重複する部分がありますが、各章の独立性と利便性を考慮しました。また、第2章で書ききれなかったことを書いています。

（1）正座して交互呼吸

左右の鼻孔を交互に使って行なう呼吸により体の中心にある脊椎とその周辺にある自律神経を整えますから、脳と各器官のコミュニケーションを良くします。ですから、この呼吸法を行なうと便意を催すこともあります。

正座は背筋を伸ばしますので脊髄の中を通る気の道の通りを良くしますので交互呼吸の座法に適しています。また腰にも優しい座り方です。さらに医療ヨガで最も重要視する腹部臓器と骨盤臓器の調子を整える座法です。作法は人によって違います。次のような作法が一般的です。

①座ったら左図のように右手人差し指と中指を閉じます。

②両鼻孔を交互に使って吸ったり吐いたりするのですが、最初、片方の鼻孔だけで息を止めずに連続的に吸ったり吐いたりします。片方の鼻孔で5回ずつ。

③親指で右鼻孔だけ押さえて左鼻孔から息を吐く（呼気）。指使いはそのままで左鼻孔から腹式と胸式の両方で息を吸い（吸気）

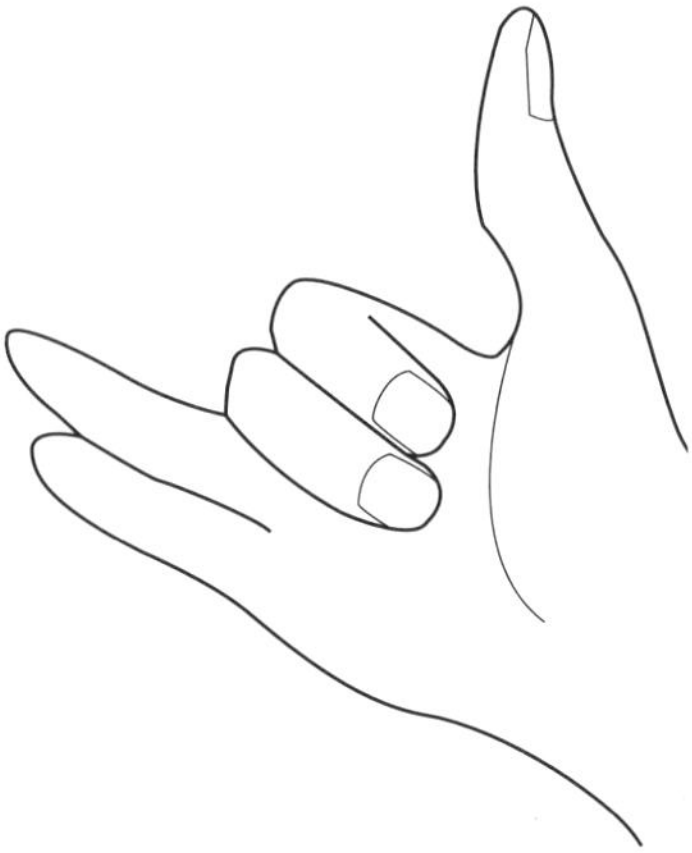

④親指は右鼻孔を押さえたそのままで、薬指で左鼻孔を押さえる。

（両方の鼻孔を押さえた状態。この時息は止まる。息を止める方法と止めない方法がある）

⑤親指を放し、右鼻孔から息を吐く（呼気）そのままの指使いで右鼻孔から腹式と胸式の両方で息を吸い（吸気）

⑥両鼻孔を閉じ息を止め、③に戻る。

以上の交互呼吸をお好きなだけ長く続けていただいて結構です。ヨガでは身体には72000本もの気の道があると言われており、その内、脊髄には3本の重

交互呼吸

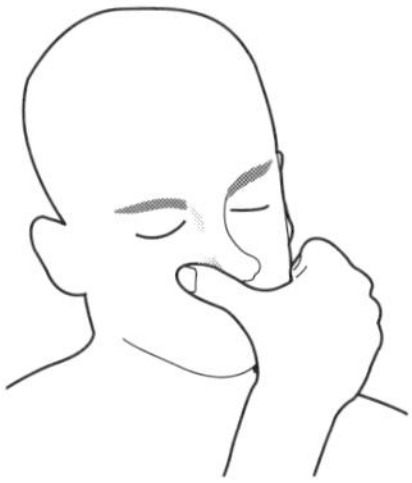

③親指で右鼻孔を押さえて左鼻孔から息を吐く。そのままの形で左鼻孔から腹式と胸式の両方で吸う。

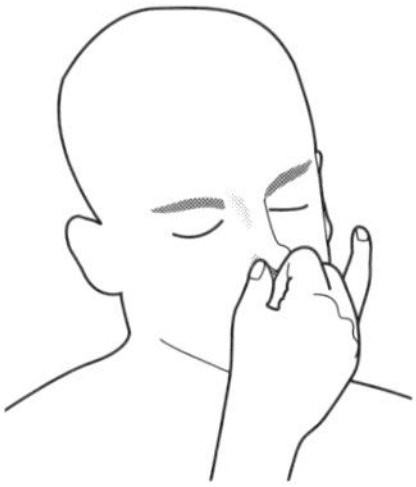

④親指は右鼻孔を押さえたままで薬指で左鼻孔を押さえる。

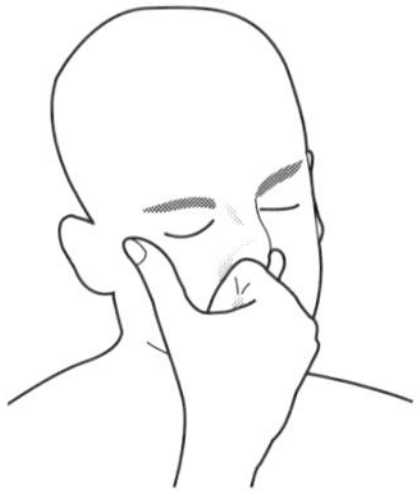

⑤～⑥親指を放し、右鼻孔から息を吐く。そのままの形で右鼻孔から息を吸い、両鼻孔を閉じ息を止め、③に戻る。

要な気の道があります。交互呼吸は脊髄の気の流れを良くし、自律神経系のバランスを良くします。そして心臓と呼吸器を安定させ免疫システムを改善します。呼吸行為に無心に集中しメディテーション効果も引き出します。

交互呼吸の適応症は以下の通りです。

1）ぜんそく、気管支炎、呼吸器感染、慢性の咳や風邪
2）狭心症、高血圧などの心臓血管障害
3）不眠症、記憶力低下、集中力不足
4）ストレス性疾患（鼻炎、消化性潰瘍、糖尿病、大腸炎）
5）身心の疲労

なお、1）から3）の症状を抱えている方は息を止めずに吸ったらすぐ吐いて下さい。

猫のポーズによるリズム呼吸

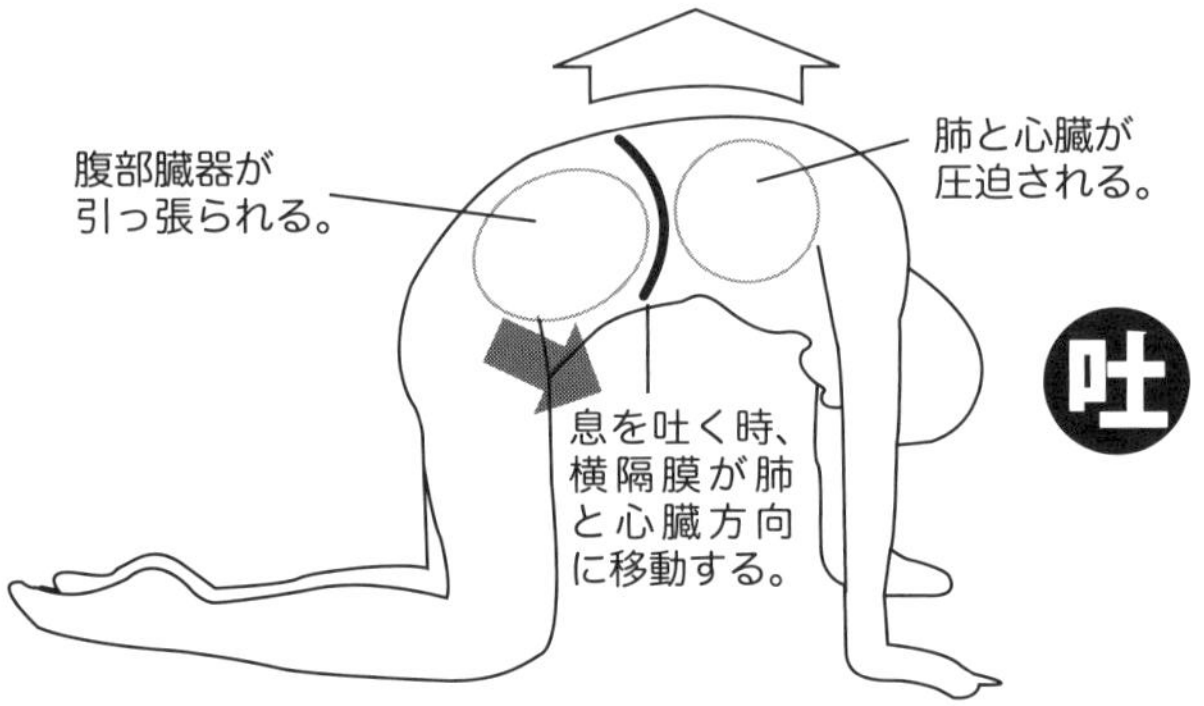

①床に四つん這いになり、背中を上に引き上げ、
腰を黒矢印の方向に突き出すイメージ。自分の
へその上の窪みを見る要領で顔を下に向け、お
腹に力を入れて勢い良く吐いて息を少し止める。

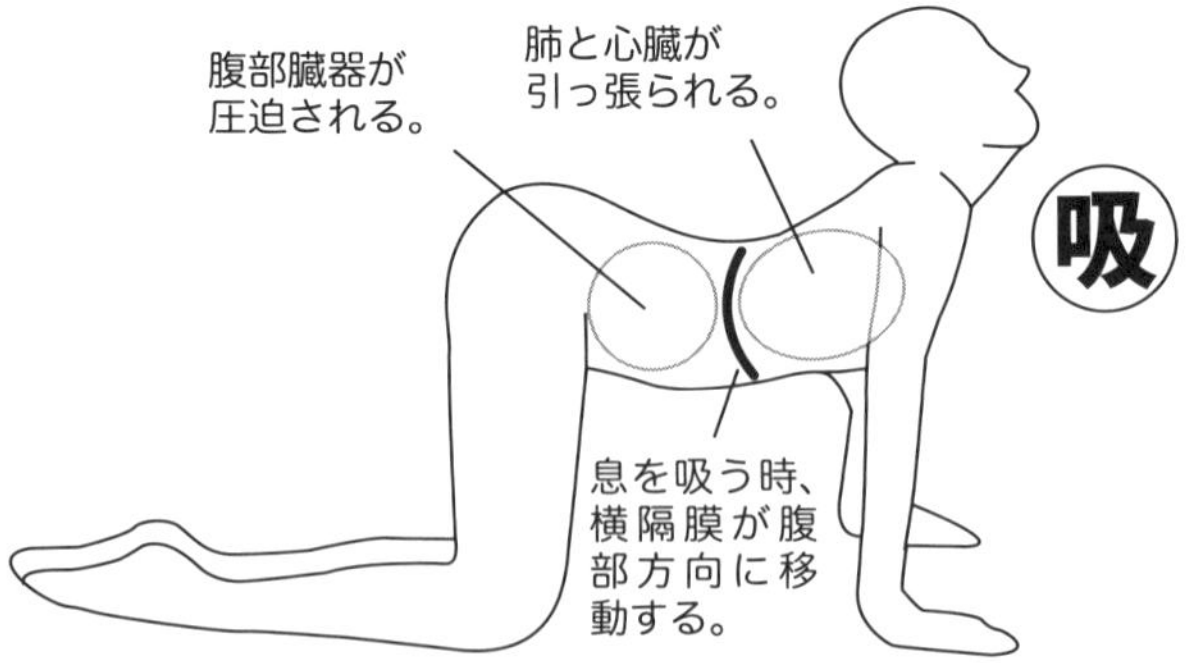

②胸を反って天を仰ぎ吸気。酸素が体内に吸収
されるイメージを持ち、気持ち良いと思う少し
の間息を止める。

（2）猫のポーズによるリズム呼吸法

①床に四つん這いになり、背中を上に引き上げると同時に腰を前に突き出すイメージ、自分のへそを見る要領で顔を下に向けてお腹に力を入れて勢いよく吐いて息を少し止める。肺と心臓は圧迫され腹部臓器が引っ張られます。

②そこからいきなり胸を反って天を仰ぎ吸気。酸素が体内に吸収されるイメージを持ち、気持ちいいと思う少しの間、息を止める。肺と心臓は引っ張られ腹部臓器が圧迫されます。

①と②を好きなだけ長い時間繰り返していただいて結構です。すると腹部内臓だけではなく骨盤内臓の自己マッサージが行なわれます。①ではお腹を引っ込めて息を強く吐き、へそに力をいれて気を呑みこむようにします。この時息を一瞬止めます。この気を呑みこむ行為をバンドゥと言い気のパワーをチャクラにロックします。気はお腹のチャクラにたまります。早いリズム呼吸の場合は呼吸を止めずに行ないます。勢いよく吐きますから鼻孔を空気が通過するときの大きな音がします。ティッシュペーパーをそばに置いてやって下さい。

首や肩のコリをとり、女性生殖器障害や生理痛、おりものなどの婦人病に効果があると考えられていますが、全身を使ってやる強い呼吸ですから、体を温め、酸素と気をたっぷり取り入れますので医療効果は計り知れないものがあります。

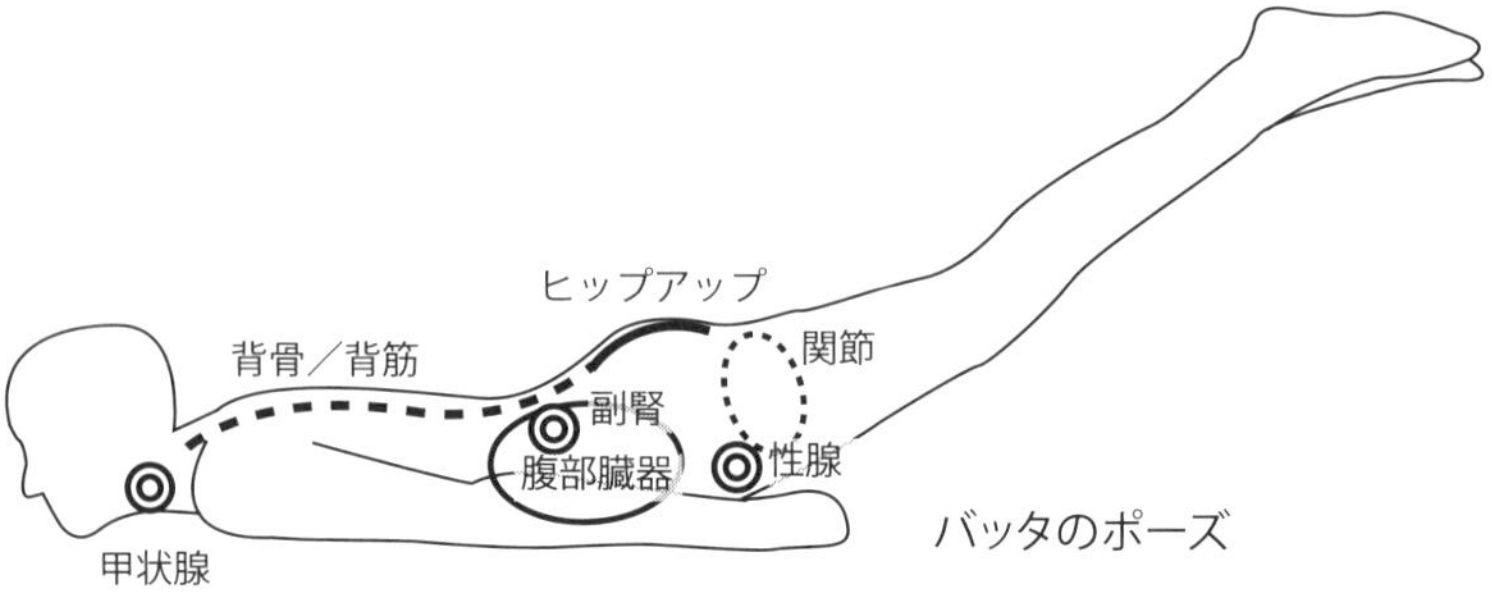

【応用：仕事中のリズム呼吸】

仕事中眠くなったらリズム呼吸をやりましょう。机に向かって立ち、腰を曲げ両手を机に置きます。その状態から天井を仰いで吸気、自分のへそのあたりを見て呼気しへそに力をいれて気を呑みこみます。これを繰り返します。要領は猫のポーズとまったく同じです。1分ほど行なってください。これなら仕事中にやっても他の迷惑にならないでしょう。この呼吸法は呼吸だけではなく肩の血行を良くしますし、背骨のストレッチも兼ねますのでリフレッシュに最適です。

（3）バッタのポーズ

バッタのポーズで背筋、大腰筋、大臀筋を鍛え、姿勢を良くしお尻のたるみを取ります。またお腹を圧迫して腹部内臓、骨盤内臓を自己マッサージをしますから内分泌腺も刺激されホルモンの分泌を良くします。お腹の出っ張りを取る効果もあります。お腹の中央にある神経の草むら太陽神経叢を刺激すると脳神経にも働き良い表情をつくります。

4 ムーン・サリュテーションの後のポーズ

（1）逆立ち

逆立ちは重要なポーズです。第2章で解説しましたが、視点を変えて再度解説します。精力・脳力・活力強化などに期待し逆立ちを行ないます。

数多いヨガのポーズがある中、一つのポーズを選ぶとしたら逆立ちです。身体の各器官は重力方向に安定していたものがいきなり逆さになるのですから、身体にとっては新鮮な驚きと大きな刺激です。たとえば、骨盤内臓は腹部内臓の下にあり圧迫されていますが、逆立ちによって圧力から解放され引っ張られます。ずいぶんと違うものです。逆立ちに限らず、普通の生活にない動きをすると、今まで刺激を受けずに血行が悪くなっていた器官にとって、まさに痒いところに手が届き、血行を良くし、いろんな症状が改善されます。

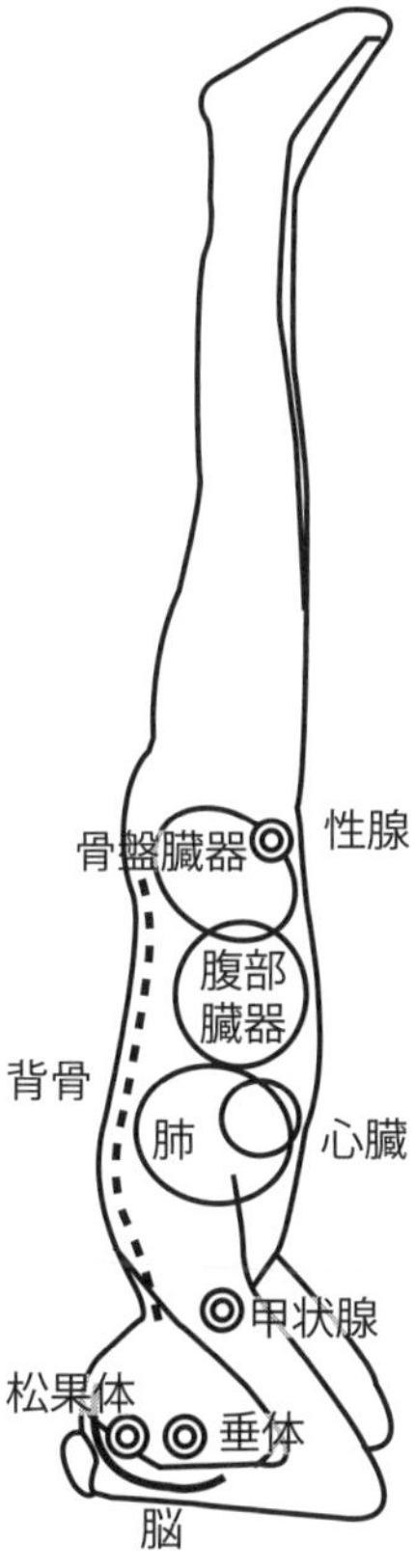

逆立ち

逆立ちは脳神経を刺激して脳力を強化します。体を逆さにしてうっ血した生殖腺や下肢や骨盤内臓の血行を良くしてホルモンの分泌を促しますと、精力・活力が得られます。

逆立ちの適応症は、性ホルモンや甲状腺ホルモン分泌障害／免疫力の低下／視力、内耳力、その他の感覚の低下／脳力低下（記憶力・知性・集中力不足）／倦怠感／不眠症／偏頭痛／脚部静脈瘤／痔／内臓下垂症／股の付け根のヘルニア／子宮脱／肺活量の低下／慢性的な咳／風邪／扁桃炎／口臭／肉体的・精神的疲労／背中と背骨の固化、ですから適応症だけ見ると、これを素直に受け取れば「ヨガというのはものすごい」の一言、疑えば「本当かな？」という事になります。

実は、虚弱体質の私はヨガの本を頼りにこの逆立ちだけは中学生の頃から習慣にしています。しかし長く続けてみて逆立ちだけ単独でやっても効果は小さかったようです（笑）。経験的には逆立ちを行なって肩コリや疲労回復には絶大な効果がありましたが、これ単独で風邪や扁桃炎など慢性病に対して体質改善をするまでには至りませんでした。それは脳下垂体がホルモンの分泌を命令しても、各分泌腺の血行が悪く機能が低下しているとホルモンの調整がなされないためだと考えられます。よって全身の血行を良くしてから最後に逆立ちをやると、その相乗効果によって便益が期待できるということです。最低５つのポーズを組み合わせて下さい。逆立ちはポーズの最後に仕上げとしてやります。

【逆立ちの効用】

他のポーズと組み合わせて全身の血行が良くなった後に逆立ちを行なうと、相乗効果として次のような効用があるとされています。

1）脳力アップ：記憶力・知性・集中力並びに、内耳、目を強化、バランス感覚、自信、パワーを高める。また、直接的に脳神経を圧迫・刺激して記憶力や集中力を高めます。

2）身体機能向上：脳下垂体、松果体、甲状腺を刺激し、内分泌腺の機能をも調整し、全身の血行を良くし、代謝が上がり、神経系が整えられます。朝と寝る前のエクササイズに最適なポーズです。

3）成長ホルモンの分泌：ゆっくり行なうムーン・サリュテーションは無酸素運動になります。筋肉は乳酸を分泌しますから、成長ホルモンが分泌されますが、逆立ちにより脳下垂体は刺激され成長ホルモンの分泌を調整してくれると考えます。

4）性ホルモンの分泌：うっ血した生殖腺や足や骨盤の血行を良くして性ホルモンが分泌され、疲れをとり、活力をつけ、夢のための努力や、ダイエットなどを継続する実行力が生まれます。逆立ちの前に無酸素運動をやると、男性の筋肉は男性ホルモンの効果で男らしくなり、女性の筋肉は女性ホルモンによって女らしくなります。

5）甲状腺や副腎刺激ホルモンの分泌：脳下垂体は甲状腺に働きかけ、甲状腺は適切な量のホルモンを分泌するようになります。代謝が向上する他、自律神経をコントロールするので、ダイエット効果の他、いろんな病気の治癒にプラスに働きます。副腎にも働きかけ糖代謝を行なうホルモンを分泌、体の抵抗力を増強します。

6）疲労回復と活力：足、肛門、子宮等、下半身の血行を改善し疲れを取り活力を戻します。逆立ちをやっている間、足から心臓に戻る血液の搬送作業（静脈）が楽に行なわれます。静脈には血液逆流防止弁がついていて、長年の使用で弁が劣化しあるいは心臓のポンプ機能が低下すると、血液が搬送途中で留まるようになり静脈瘤ができますが、逆立ちをやると、弁への負担が一時的に軽減され再び機能が活性化します。そのほか骨盤内臓も含めて下半身の血行が良くなって疲れを取ります。

7）アンチ・エイジング：松果体は眠ると昼の10倍もの睡眠ホルモンと呼ばれるメラトニンを分泌します。メラトニンは若返りホルモンとも呼ばれ、酸素のフリーラジカルの害から体を守っていると考えられています。ところが老化によりメラトニンの分泌が少なくなるため、若返りのためには頭部を刺激する逆立ちは効果的です。なお、メラトニンの原料はセロトニンです。リズム呼吸やムーン・サリュテーションですでにセロトニン神経は活性化していますのでセロトニンを出しています。

【逆立ちの方法】

しゃがんで頭頂と左右の肘で3角形を作り行ないます。足を床につけたまま腰を上げて背中が直角になるようにします。そして足で床を軽くけると楽に足が上がり逆立ちになります。

姿勢を安定させるために肘と床の圧力で調節します。横方向には倒れることはありません。前に倒れそうになったら肘で強く床を押し、後ろに倒れそうになったら肘の圧力を弱めます。念のために壁の前で行なって下さい。逆立ちが安定したら扇のように股を開いてみて下さい。さらに生殖腺の血行を良くします。1分から2分我慢します。

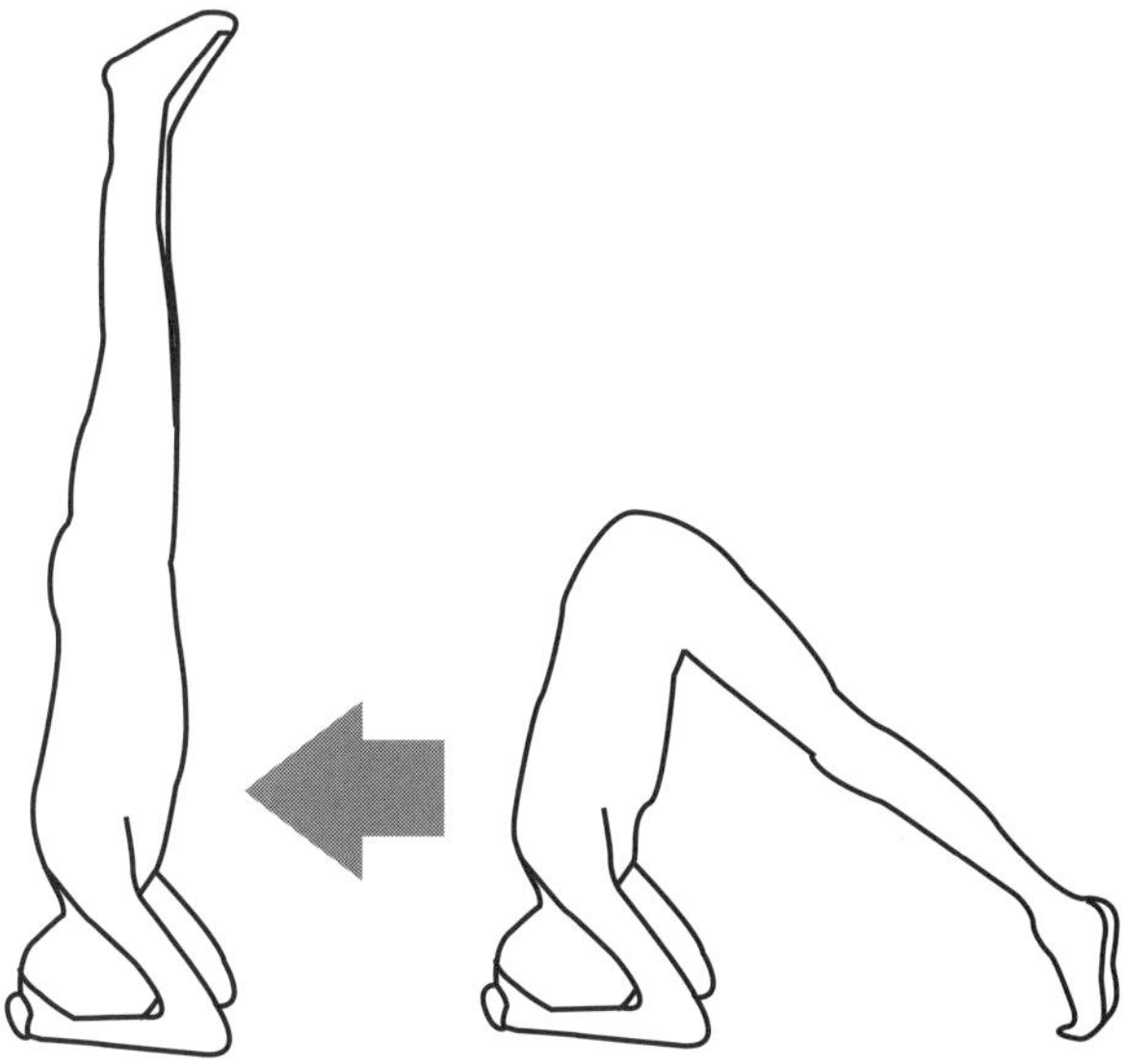

(2) ビーピング

ビーピングは第2章で一度解説していますが、利便性を考慮したのと、視点を変えて、もう少しお伝えしようと思います。

インドのヨガ教室では通常、最後にマントラを唱えます。静かな朝に自室で一人マントラを唱えるとヨガを誤解している人は宗教行為として見ますから、代わりにビーピングをやって頭部に振動を与えます。

口を閉じた状態で、「ン～～～～～～～～」と言うと鼻にかかる響く音、ビープ音（beep）が出ます。声帯ヒダが振動して喉から鼻まで振動します。今度は口だけではなく耳の穴もふさいで「ン～～～～～～～～」と言うと頭部の内奥も共鳴したように響きます。この行為をビーピングと言います。

ビープ音の振動を次のようにして頭部に伝え

コラム

ヨガのマントラ

ヨガのマントラ（讃歌、祈りのことば）はOMです。OMは宇宙が創造された時に発生した音／振動です。残響ですね。宇宙の果てにはまだそれが鳴り響いていることを科学者は認めています。著者の経験によれば、母音の中でOの音は響きが良く通りの良い音です。だからOMという音は宇宙の破壊と創造の音の残響として響いているものと考えられます。

宇宙の原理によると音や振動はパワーを持っていると言われ、モーツァルトを聞いた植物はきれいな花を咲かせ、麹はうまい清酒を造ります。ヨギや哲学者や精神科学者は、OMを繰り返し何度も聞くと絶対ブラウマン、つまり自己を認識すると言います。音が脳をヒーリングし曇りを取ってくれて見通しが良くなって迷いから自由になり「自分は誰」「何をするべきか」「どこに行くのか」などが見えてくるのではないかと思われます。

計り知れない宇宙は畏敬の対象でもあって、OMは祝福と敬意を込めた究極のそして偉大なヨガのお祈りの言葉になりました。

無知ほど怖いものはありません。平和な日本で、オーム真理教という教団が猛毒のサリンを入れた袋を地下鉄の車内に置いて無差別殺人をくわだてました。OMというのはこれを何度も聞いて自己実現を図りますから、平和裏に自己と社会が調和し成熟社会を実現できるものなのですが、彼らはOMの創造・維持・破壊といった宇宙の活動の象徴の側面、特に社会の破壊活動に向かったのでしょうか。OMという言葉の誤解、無知から来た怖い事件でした。

ビーピング

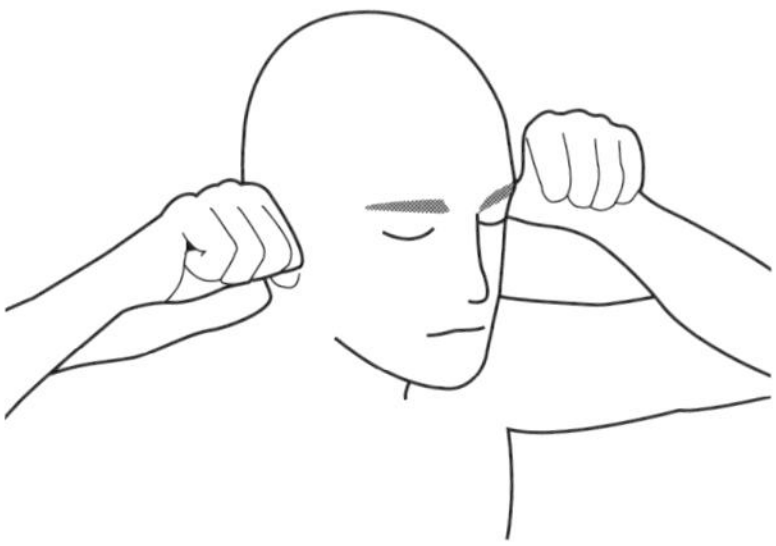

①親指で両耳を閉じ、口を閉じて頭部に振動を与える。頭部に響くビープ音に集中する。

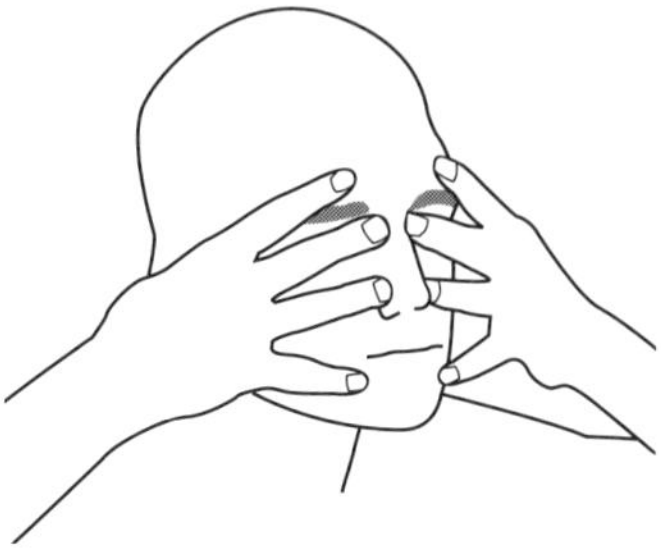

②親指で耳を軽く塞ぎ、眉毛を人差し指、目を中指、鼻を薬指で軽く閉じ、口元だけかすかに開けてビープ音を出す。

ます。

①上掲図左のように親指で両耳を閉じ、口を閉じて頭部に振動を与えます。頭部に響くビープ音に集中します。

②上掲図右のように親指で耳を軽く塞ぎ、眉毛を人差し指、目を中指、鼻を薬指で軽く閉じ、口元だけかすかに開けてビープ音を出します。耳目鼻を完全に閉じてしまった状態ですから口まで閉じると音が出ません。

通常は、二番目の作法でビーピングをやります。振動を鼻孔や耳孔、頭骨全体に伝えます。鼻で息を吸うときだけ指を緩めます。ビープ音に集中し1分間続けます。

耳喉や鼻孔の押さえ方によって響きが違いますのでいろいろ試してみて下さい。頭部の振動はビープ音の音程によっても違ってきます。低音の方が、響きが大きいです。母音の「お〜」が、一番響きがいいようです。「お〜」を、口を尖らせなるべく低音で発声して下さい。

振動を鼻孔や耳孔、頭骨全体に与えると気分転換になりますし脳に作用し集中力が戻ります。ビーピングは長く息を吐きますから脳内ホルモンが出てアタッチメントを取ってくれます。

期待できる適応症は、不安／ストレスによるアタッチメントの増加／不眠症／神経質／興奮症／高血圧／頭痛／眼精疲労／耳鳴り／（正座あるいは胡坐の効果として）泌尿生殖器障害（子宮・前立腺・膀胱）や脚部関節の固化、性ホルモン分泌障害、です。

（3）医療効果について繰り返します

医療ヨガの本にはひとつのポーズがいろんな効果を期待できるように書いています。しかし、あるポーズを一つだけやれば効果が期待できるものではありません。いろいろなポーズを行ない、あるいはスポーツの後に全身が温まったとき、懸案の病気に効果があるとされるポーズをやれば、相乗効果によって医療効果が出てくるものだと理解して下さい。

第5章

ヨガをデザインするための基礎知識

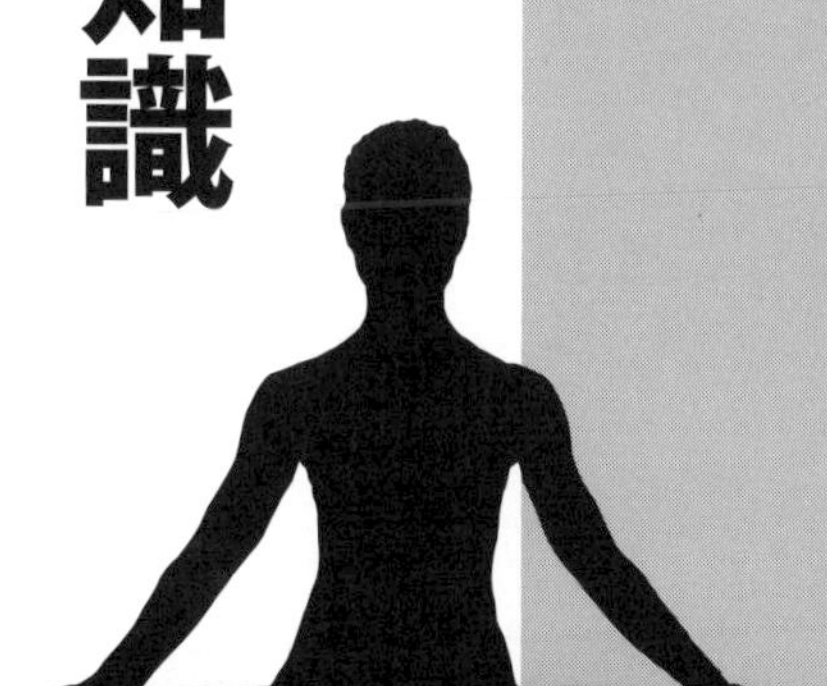

社会に置かれている立場は人それぞれです。心身のコンディションも皆違います。ですから皆さんの体が欲しているポーズも違います。よって自分のヨガをオーダーメードするための知識を本章でご紹介します。

1 歴史から学ぶあなたのヨガ

インドの伝統的な共同体の運営は市民から選ばれた賢者5人（5をヒンディー語でパンチと言う）が集まって議論し物事を決めていく合議制によってなされています。それをパンチャヤット（5人会議）と呼んでいます。現代の政府内部にもパンチャヤットがあり政策の諮問機関として機能しています。強権者がいなかったとされるインダス文明において、ヨガを実践すれば、自己抑制によって平和な社会が維持されると考えたパンチャヤットのメンバーは、ヨガを企画し、指名されたヨギや賢者のプロジェクトチームによって研究が進められたと考えます。プロジェクトチームは動物を観察して呼吸法が考案されました。犬やウサギのような呼吸が早い動物は短命で、象や亀のように呼吸が遅い動物は長命であることを知り、ゆっくり呼吸を行なう呼吸法をデザインしました。また呼吸で気のエネルギーを取り込み全身に配分するシステムがヒトに備わっていることを内観しました。そのチームが行なった仕事は中国医学にも影響を与えるほど人間の肉体を深く内観するものでした。成果は呼吸法、座法、瞑想法でした。

その後、ヨガのポーズを発想します。西洋医学の生理学が成立するはるか昔の古代インドにおいて、ある動物の動作は体を活性化する物質（現代で言うホルモン）を分泌し環境に適応していることを知り、ポーズを考案し動物名をつけました。

また、古代インド人は、かなり医学的な生命科学を論じ「プラナ（気）とアパン（排泄機能の健全）は人をして死から遠ざける」と肉体の根本的な健康の概念を見抜き、食事法としてベジタリアンが必要であること、呼吸法で気を取り込むテクニックを考え、ポーズで腹部を圧迫したりストレッチしたり、呼吸で激しく横隔膜を動かすことで腹部をマッサージし排泄機能を健全にする技術が出てきます。排泄機能の健全を目的とする場合は食事法、呼吸法、ポーズを行なって下さい。どんなポーズがいいか。本章が教えます。

現代のヨガはヨギと医者によるプロジェクトチームの研究によって発展し呼吸やポーズの医療効果が実証的に確認されました。そのチームによる研究スタイルは、古くから、伝承医学の病院やヨガ道場などの民間の間に自然発生的にできたもので、それが現代の西洋医とヨギ（ヨガ修行者、先生）に引き継がれて発展しています。

ヨガは日本のラジオ体操のような権威による企画ではありませんし、アメリカの一部にみられるようにスポーツの扱いでもありません。厳しい環境下で暮らすインド人が編み出した自己完結型の心身両面の医療です。現代のインド人を観察したところ彼らは健康オタクです。ですから市民の協力の下、プロジェクトチームはヨガ・キャンプを企画しヨガによる病気の治療の相乗効果についてデータをとり、あるいはアンケートを集計して結果を報告しています。

そういう研究成果から医療効果を第1章「2　医療ヨガを志向する厚生労働省」で、ヨガは生理学的に集中力のみならず記憶力や理解力などの脳力を向上させることが知られるようになったことを書きました。それが、人を前向きにさせるため、心の健康に有効であることが実証されるようになり、アメリカのIT大手企業は創造脳を創る瞑想に着目するようになります。よって発想が欲しい方は、本書で提案する脳力復元ヨガを習慣とし、日曜日に瞑想を行なって下さい。

2 ITに通じる現代インドのヨガの目的

このように現代インドのヨガの目的は医療なのです。本書はドラヴィダ人からいただいたプレゼントを読者の皆様と共有するものです。なによりも、私はドラヴィダ人の忠実なメッセンジャーになりたいと思っています。

ヨギは「人は生まれ、成長し、老いて死んでまた生まれ変わる過程で、病苦に遭うのだが、人は苦痛や病気のために生まれてきたのではない！　もちろん死を恐れて生きるのではない。もっと素敵なことがある。もっと偉大な目的のためにあるのだ〜〜」と、口を揃えて言います。

本書に書かれていることはドラヴィダ系インド人に教えて頂いたことですから、「インドの力」です。私はドラヴィダ人のメッセンジャーとして、後で医学的な根拠を調べたに過ぎません。

ドラヴィダ人は「自分の知性と意思を信じて、あなたは何をしたいのかよく考えなさい。ご自分の魂の乗り物である肉体がいつまでもスムーズに走れるように、①ポーズ（アサナ）、②呼吸（プラナヤマ）、③リラクゼーション（サバサナ）、④菜食主義（ベジタリアン）、⑤ポジティブな思考（ベダンタ）と瞑想（ディアナ）、の5つに励みなさい。そして素敵なところに行ってらっしゃい」と言います。これはヨガの目的と訓練方法を教えています。そして私は心身システムの復元をしてきたわけですが、肉体よりも心の復元がうれしいギフトでした。ヨガは、生理的には、脳を占用している必要のない悩みや怒りなどを脳から削除する（クリーンアップする）目的に使われるものなのです。

パソコンのハードディスクをクリーンアップした後に本来の性能が回復しパソコンの動作が早くなるように、ヨガをやると集中力、判断力、記憶力などの脳力が戻り、本来人間に備わった知性や霊性に満ちた晴れやかな個性を磨き出し、目を輝かせて自分らしく生きることができるようになります。このように考えるとヨガの行為はＩＴに通じるように思います。心をクリーンアップすると、適当に本能が見え隠れするような正直な自分らしさを堂々と表に出して自信をもって生きていきます。

3　現代インドのヨガのコンセプト

（1）現代的ヨガの定義

ご自分のヨガのためには、インドのヨガのコンセプトをきっちり理解していただき、その目的に合うヨガを実践することです。そのためヨガの定義を明確にしておかなければいけません。

現代のインドでヨガといえば医療ヨガ、Medical Yoga あるいは Therapeutic Yoga という名で庶民に親しまれ、古代から続くハタヨガの医療効果に特化したものです。ヨガは医療に活用されているわけですから難しいポーズは一切ありませんし時間は取らせません。慢性病に対応するポーズを何種類か選び、短い時間で構わないので集中して丁寧にやります。これを習慣にするだけで、健康体と共に体力・

活力・脳力を向上させるものになります。

気（プラナあるいは生命エネルギーと呼ばれている）をたっぷり取り込んで活力とし、神経のストレッチによって身体反応を良くし、ポーズや呼吸法で内臓や内分泌腺を刺激して慢性病を治し、脳力までも強化するものです。

ヨガとは一体何なのか、脚色なしにわかりやすい言葉で言うと「心身システムの復元技術」です。心身には、内部環境を一定の状態に保ちつづけようとする復元力が本来備わっているのですが、病気やストレスや老化によって鈍ってきます。カロリーコントロールを行なっても肥満が改善されないのならヨガでシステムを復元するタイミングなのです。ヨガは神が私たちに備えてくれた心身を一定の状態に維持する生理機能（西洋医学が言うところのホメオスタシス）、あるいは復元力を呼び覚まし、体力・活力・脳力などを引き出すエクササイズです。ヨガの初期の認識はその程度でいいでしょう。そのうちもっと素晴らしいヨガの世界を知らず知らずのうちに体験することになります。将来は、ヨガによって自己実現を図ってください。そういうヨガが普及するころ国民ひとりひとりが自立し、権力者がいなかったインダス文明の平和が現代においても現実のものになるのです。そうすればリーダーシップを誤解して独裁者のように振舞う者は消え、多くの社会問題は解決されるとヨギは考えます。

（2）広義のヨガの定義

ヨガの行為は、広義には「病・ストレス・悲しみ・欲望・内在する差別観などを取り去り、健康と活力と脳力を人に与え、自己を実現し、自信に裏打ちされた慎み深い人格をつくること」と言います。時のパンチャヤットがヨガで社会の秩序を維持する必要があって、国民のマインドをいい状態にコントロールする必要があったのかもしれません。それを成文にしたのがラージャヨガの8支則でした。広義にはヨガはラージャヨガです。

(3) 狭義のヨガの定義

ラージャヨガの中で、身体の劣化を防いだり遅らせたりする心身復元技術、

①ポーズによるエクササイズ
②呼吸
③リラクゼーション
④食事法
⑤ポジティブな思考と瞑想

の5つが狭義のヨガです。これがヨガの標準となったハタヨガです。医療ヨガはハタヨガを活用した狭義のヨガです。ですからこの5つの手段を実行して成果を上げます。

(4) ヨガのコンセプト

同じインドの伝承医療であるアーユルベーダは薬を使いますが、ヨガは広範な効用があるのですが薬を使いません。ヨガには不可思議なエネルギーの話や哲学的な理屈が付きまといがちですがそれはヨガの分野が違いますし、知らなくても医療効果に変わりはありません。ハタヨガは生命科学的アプローチ

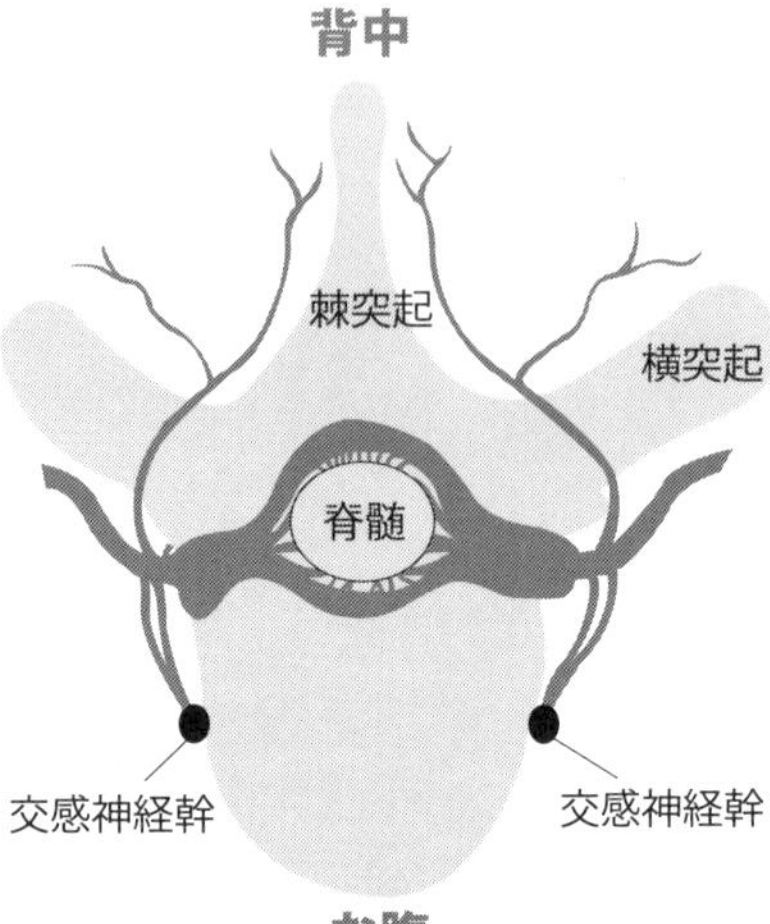

脊髄と交感神経幹（脊椎の断面）

をコンセプトとしていますので、難しいことは一切ありません。これに分類される医療ヨガは単純明快、自己復元力を引き出すためのポーズと呼吸が中心です。

遅ればせながら現代西洋医学も過剰医療をいさめ、なるべく薬を処方せずに元々身体に備わっている調整・復元機能に任せる医療をするようになりました。つまりホメオスタシス（恒常性、体内の環境を一定の状態に保ちつづけようとする性質）に着目した医療を行なうようになり、ヨガのコンセプトに近づいてきました。ホメオスタシスとは、たとえば暑ければ汗を流して気化熱で身体を冷ますようないわゆる身体が自律的に外部環境に対して最適な内部環境を調節する性質を言います。

医療ヨガでは、ホメオスタシスにとって重要な役割を演じる体液の循環やホルモン分泌、器官をコントロールする神経、特に中枢神経と自律神経が集中する脊椎の中の脊髄とその両脇の交感神経幹を重視します。

脊椎の歪みが中枢神経と末梢神経の連携を阻害しま

すので、ヨガは脊椎の歪みをとって本来のポジションに復元することを重視します。本来のポジションは身体の使い方が逆になるカウンターポーズの中間にありますから、カウンターポーズを繰り返すことで脊椎の正しい姿勢を体に思い出してもらいます。

医療ヨガでは、呼吸とポーズによって内臓・筋肉や血管・神経・内分泌腺・関節などをマッサージしストレッチし、体液の流れ、ホルモンの分泌、身体反応などを良くし心身システムを復調します。呼吸によって気が充実すると肉体的にも精神的にも機能が低下した心身システムを元気にし、病気の治療を助け、健常者には精力的に挑戦するための活力と脳力を与えます。活力によって人は夢を追いかける発想と実行力を持つようになります。

肉体的には簡単なポーズを1分間こらえると無酸素運動になり苦労せずに筋肉が鍛えられ体の美しさが得られるのが特徴です。これを活用したのが体力・活力・脳力増強計画に欠かせないムーン・サリュテーションです。

以上の点を踏まえ、ヨガの医学的定義は「心身に備わる内部環境を一定の状態に保ちつづけようとする復元力を呼び覚まし、精力・活力・脳力などを引き出すための体操」ということになると思います。

これを勘案して、ヨガのコンセプトは次のようになります。

人間の人生とは、運転手（心）が、肉体という乗り物を安全に操り素敵な場所に連れて行くものだとヨギは言います。素敵な場所は、人それぞれです。そういう目的を達成するために、ヨガは人を安全に目的地に運ぶために、ストレスで傷つけられた心を修復し、ボディーの整備をお手伝いするものです。

本書で売ろうとしている商品は「心身システムの復元ヨガ」であり、「体力と脳力に裏打ちされたさわやかさ」が便益です。そして「美しさ」がおまけとしてついてきます。そういう目的と目標に照らして、現代の競争社会における本書のコンセプトは、「一人でできる体力・活力・脳力強化エクササイズによって心身システムを復元し競争に負けない」です。生存競争に勝とうとせず、少なくとも負けないという意識が大切です。

4 マインドの柔軟性を活用する

マインドの健康に良いヨガの側面は、語源から推測します。インダス川のほとりで発生した古代ヨガYogaは、サンスクリット語のYuiという動詞から派生した名詞だと言われています。Yuiとは結合を意味し「馬にくびきをかける」という意味に使われていました。多くの文献ではくびきによって心身の統一（結合）を図ると説明しています。ちょっとわかりにくいです。そしてヨガ教師は「ヨガとは宇宙意識と個人の意識の融合であり、自己の心身の調和を図ること」などと説明していますが、わかったようでわかりません。

古代インダス文明のヨガはベールに包まれていますからいろんな解釈が可能でいろんなことを言う人がいます。一つだけ言えるのは置かれている環境が違えばヨガの目的も違ってくるということです。

私の解釈はこうです。「馬にくびきをかける」ということは、つまり「動物の何者にも縛られない自由奔放性や捕らえどころのない感情を損なうことなく、個性を尊重しながら、気性の強さをヨガによってコントロールし、本来の素直な柔軟性のある心を取り戻す」ということではないでしょうか。つまり、

マインドに作用するヨガのモデル

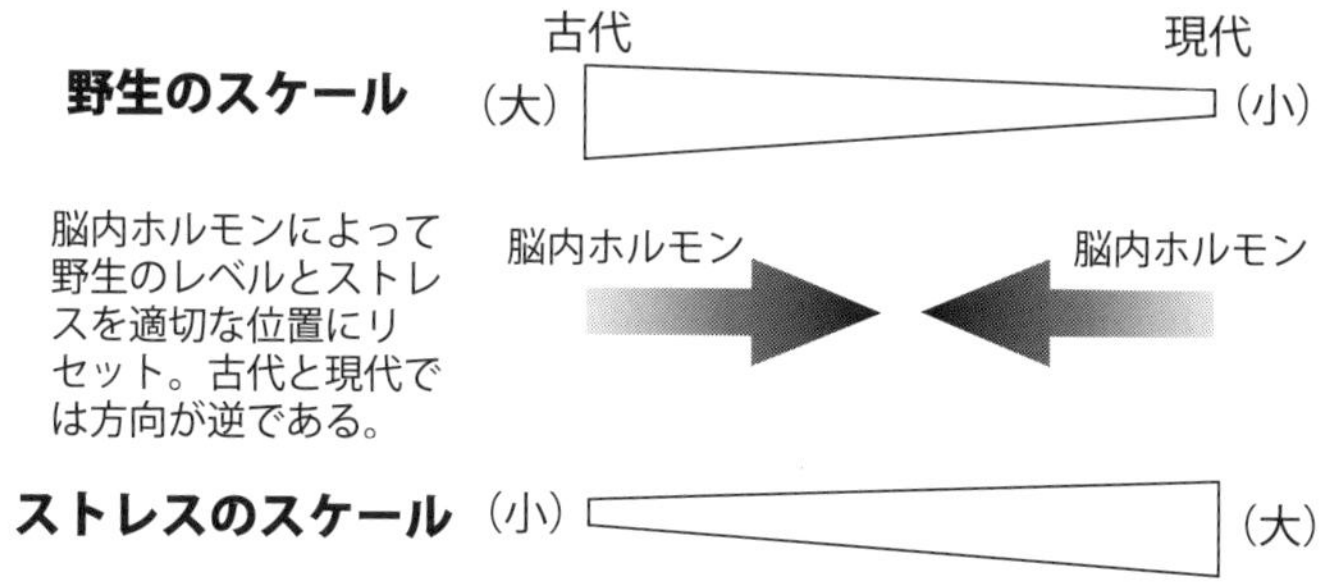

暴れ馬を賢い馬に変身させるイメージです。古代では本能を制限しない自由な社会、道徳や法が未整備の時代に、支配者がいない社会で、パンチャヤットは野生が強い国民の平静を引き出す必要があって賢者にヨガを考案させ普及させたのではなかったかと思います。

その後、アーリア人が侵攻してから王様が国を治めるようになりますが、戦いに明け暮れていた権力者自身の心の平和と自己実現のために自己の散漫な心をコントロールするために、自らの中にある節度のない野生にヨガによって緩いくびき（ストレス）をかける必要があったのではなかったかと思います。

ヨガを実践してわかるのは、エクササイズを規則正しく習慣化することで個人の奔放な習慣をコントロールできます。よってヨガは、古代では秩序ある社会の実現のために緩いストレスを課し欲望を抑制し、マインドをコントロールしたのだと思います。

現代社会では、道徳や規則が過度に整備され理性を教えられ、行動が縛られるようになると野生や自我は後退します。高度に発達した自由経済の一線で働く人々は、外圧によってストレスがどんどん増え、社会に拘束され、あるいは己自身に課した理性や規則という「くびき」が強すぎ、そこから内なる不満や恐れ、ストレスが発生します。そういう現代社会にあっては、ヨガはむしろマインドのくびきを緩めストレスを逃がしてやる機能を担うと私は考えます。現代人は本能が曇ってしまって自分の本性を見失い、迷いとストレスに悩みます。現代においてヨガは、ストレスを受け流し、まだストレスが少なかった日付にマインドを復元し健全な野生や自我を取り戻すためにヨガが使えると思います。

ヨガの、1分間に4回前後のゆっくりした呼吸や、瞑想、逆立ちやビーピングという五感に振動を与えるエクササイズは、α波により癒され、セロトニンによってストレスを取り、曇ったガラスを拭くように自分の本性を気付かせ、あるいは記憶力や理解力を改善し、本能からの信号を受け取る脳力を回復し、迷いから脱却します。ヨガによってストレスをやり過ごすと、一時的にせよ個が歩み寄って社会と調和します。本来価値観を同じにすることがない個と社会や組織において、個が生きるためには社会や組織を丸ごと受け入れるしかないと思います。総括力、直観力、理解力、鈍感力（寛容）などの脳力を鍛えると社会・組織から受けるストレスを受け流すようになるでしょう。これが現代的なヨガだと思います。うつ病患者は社会・組織に迎合することなく、自分を変えることなく、ヨガのゆっくりした呼吸でストレスキラーであるセロトニンを分泌させ、雑念を抑え、難なく社会や組織にアクセスできると思います。

ヨガの役割は、古代では社会の秩序を保つために自由で奔放な野生にくびきをかけ、ストレスの多い現代ではくびきを外して忘れた自分を気づかせるのです。ヨガの目的のベクトルが古代と現代では真逆に働いていています。

5 ヨガの生理

(1) 身体の基本システム

肉体の健康によいヨガは、現代のインド市民に親しまれている医療ヨガそのものです。繰り返しあるいは同じポーズを維持することで横隔膜は活発に働き、普段は淀んでいた肺の奥までも使って強制的に呼吸を行ない、汚れた気を吐き出し、新しい気(プラナ)を吸いこみ、蓄え、気とミトコンドリアが産生したエネルギーで体を動かします。この身体の基本システムの復元に手を貸すのが医療ヨガです。

ポーズを繰り返したり、同じポーズを長く維持したりすることで骨格や内臓や内分泌腺や神経等をストレッチし自己マッサージを行ない、正しい姿勢を取り戻すと心身の基本システムがリセットされます。そして人間に備わった恒常性・ホメオスタシスを起動させます。そういう意味でヨガは健康を維持・回復・増進する医療技術です。これはドラヴィダ人の血が修行によって複雑な身体システムを超感覚的知覚によって透視して手に入れた技術です。学ばず、見ずして、聞かずして、瞑想によって、まるでDNAあるいは宇宙からダウンロードしたかのような一見非科学的に見える知識体系でしたが、その科学性が徐々に明らかになってきました。

(2) 脳波の違いによる癒しや創造脳の生理

私たちの活動を脳波との関連で説明すると、興奮時に周波数が高いガンマ波が出現し、落ち着くほどに周波数が低くなりベータ波が出現します。趣味に没頭し、あるいは瞑想の導入部で深くリラックス

脳波の種類と活動との関係

脳波（大脳の電気的活動）の種類と特徴			活動	
（速波）周波数が高い	γ ガンマ	30Hz 以上、不安や怒りなどの時、興奮による神秘体験時	生活時、緊張時から普通の思考時まで、チベット仏教（γ～β～α、無条件の愛と思いやりの行為であって脳波は広く分布）	興奮時（活動中）憩の時
	β ベータ	13～30Hz、覚醒時、普通の思考時		
癒しの脳波 α アルファ		7～13Hz、ある一定の規則的な脳波、安静、閉眼時、リラックス時、笑っている時、腹式呼吸を行なっている時など。	瞑想の導入部で呼吸に集中している時、趣味に没頭している時、笑いヨガ、ゆったりヨガ、マントラ瞑想法（超越瞑想法、ジャパなど）	ヨガの最中
（徐波）周波数が低いゆるやかな波	θ シータ	4～7 Hz、中等睡眠期（浅睡眠）、夢を見ている時、深い瞑想状態、創造脳	ヨガの瞑想（インサイト瞑想、ヴィパッサナー瞑想、マインドフルネス瞑想）	ノンレム睡眠～レム睡眠
	δ デルタ	4 Hz 以下、深睡眠、夢を見ていない状態	質の良い睡眠（新生児や乳児の眠り、成人では全体の睡眠のわずか 20%）	

すると癒しの脳波アルファ波が出現します。シータ波が出現する頃には瞑想状態に入り、脳が癒され創造脳が復元し、懸案の課題に対するアイデアが顕在意識に届けられます。そして仕事が進み能率が上がるというわけです。体が持っている免疫力や自然治癒力も高まり心身の復元力がピークに達します。そういうところからインダス文明の時代には瞑想を医療に活用したと考えられています。現代においてもマインドフルネス瞑想と命名しグーグル社、インテル社、アップル社等のＩＴ関連企業が瞑想を推奨しています。

インダス文明の後、古代インドでポーズが考案され、それぞれのポーズに応じた医療効果が確認されました。ですから、ゆったりとポーズをやると瞑想と同じような効果が期待できますから、忙しい日々にはゆっくりとポーズに集中するのが現実的です。

主要分泌腺の位置

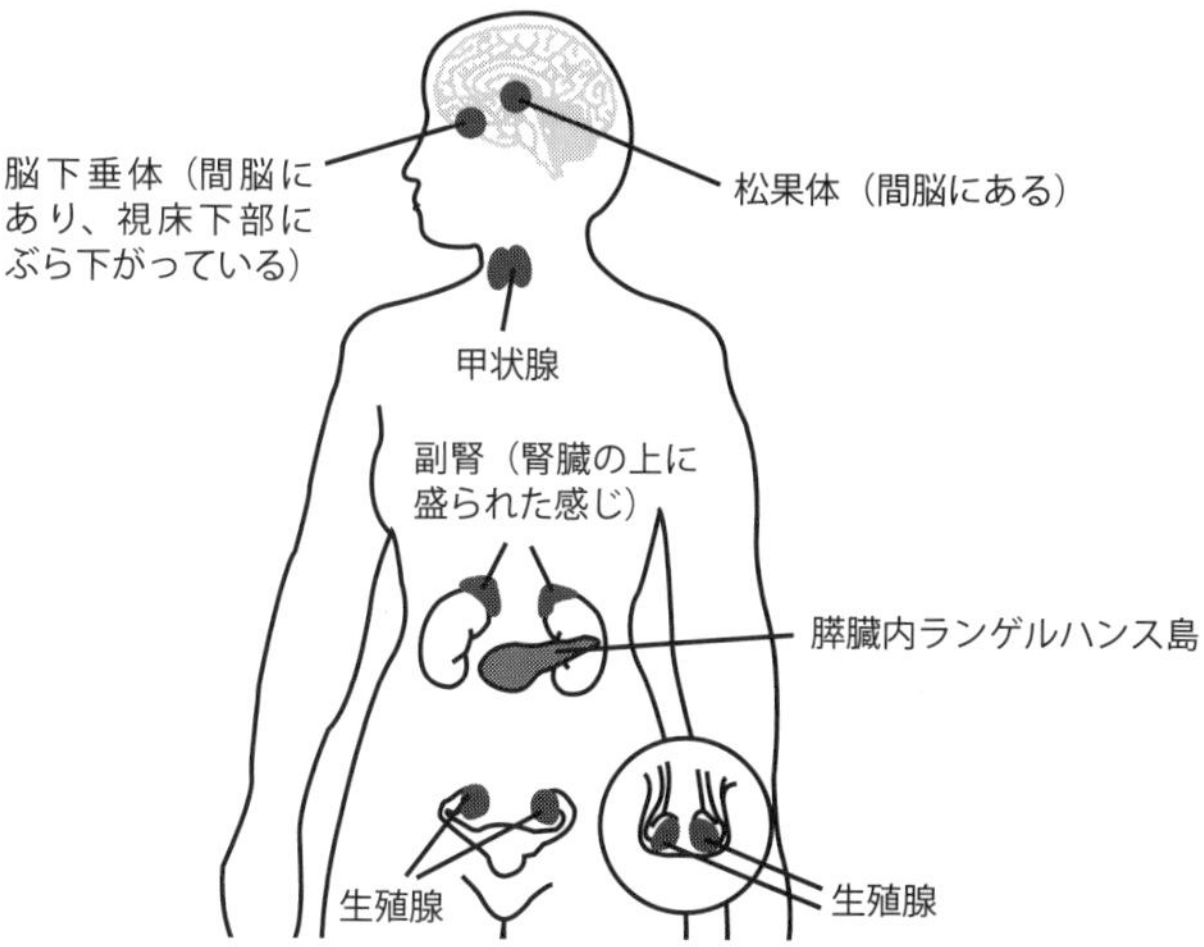

（3）ヨガで扱う分泌腺

まず、主要な内分泌腺の位置を確認して下さい。ヨガではポーズを繰り返すことでこれらの内分泌腺を圧迫したり緩めたりします。そうするとホルモン分泌腺は血行が良くなり機能が調整され、肉体の要求に応じてタイムリーにホルモンを分泌するようになります。ヨガを行なう際は、努めて今やっているポーズはどこを刺激しているか、圧迫しているかを感じながらやります。このことを「内観する」と言います。

ヨガの専門書では、①脳下垂体を司令塔として、②甲状腺（副甲状腺含む）、③副腎、④生殖腺、以上4つを重要な内分泌腺と位置づけ、これに⑤膵臓のランゲルハンス島を加え、5つの分泌腺を解説している例が多いようです。脳下垂体の管理下にない独立性の高い松果体をヨガの対象に含めている文献もあります。

松果体は、強い抗酸化力のあるメラトニンを分

内分泌腺の機能一覧表

脳下垂体	視床下部と協働して体のモニタリングを行ない全身の内分泌腺の機能を調整するホルモンを分泌するので健康の司令塔的存在である。また成長ホルモンや乳汁分泌ホルモンといった代謝に関係するホルモンを分泌する。
松果体	体内時計機能を有する。若返りホルモンとも睡眠ホルモンとも呼ばれているメラトニンを分泌する。メラトニンは眠気を呼び、免疫力を高め、活性酸素の害から体を守る。
甲状腺	代謝や自律神経をコントロールするホルモンを分泌する。
副腎	心筋収縮増強、ストレス抵抗力増強、抗アレルギー作用、血圧調整、中枢神経、交感神経系の刺激、糖代謝などに関与する各種ホルモンを分泌する。女性の性欲を刺激する女性ホルモンを分泌する。
膵臓	膵臓内のランゲルハンス島から分泌されるホルモンで血糖値を適切な値に保つ。
生殖腺	性ホルモンを分泌し性器の成長や、男性・女性の魅力を象徴する体形をつくる。疲れをとり活力をつける。

泌し眠りを誘い、夜間、酸素のフリーラジカルの害から体を守っていると考えられています。夜は昼の10倍ものメラトニン濃度になります。松果体は睡眠と、体内時計機能を持っている分泌腺です。脳下垂体の傘下にはない安定した分泌腺だと考えられ、ヨガの主要な分泌線から除外している場合が多いものと考えます。しかしメラトニンは老化と共に分泌量が減るということと、身心システムの復元にとって重要な分泌腺だと私は考えますので本書では松果体も取り上げます。合計6つです。本書では6つの内分泌腺を扱い、これらを機能一覧表で解説しました。

なお、ヨガの専門書では脳下垂体の司令塔である視床下部には言及していません。脳下垂体と言えば視床下部コントロール下の脳下垂体のことです。本書もこの立場をとりますので視床下部には特段触れていません。

西洋医学で言う一般的な分泌線は、脳下垂体、甲状腺と副甲状腺、副腎、松果体です。他にホルモンを分泌する組織として、視床下部、胸腺、膵臓、生殖腺、腎臓、胃、肝臓、小腸、皮膚、心臓、脂肪組織、胎盤を上げています。視床下部は脳下垂体と一体として機能しますし、免疫に関与する胸腺は思春期以降萎縮して機能を終えること、その他の多くの分泌腺は脳下垂体の傘下にありませんからこれらを入れません。

ポーズとの関連では、

1）健康の司令塔・脳下垂体や睡眠ホルモンを出す松果体は前屈や、逆立ちなどで刺激します。
2）代謝や自律神経にとって重要なホルモンを分泌する甲状腺は、喉を伸ばしたり圧迫したりするポーズでマッサージされます。
3）心筋収縮増強、ストレス抵抗力増強、抗アレルギー作用、血圧調整、中枢神経、交感神経系の刺激、糖代謝などに関与する各種ホルモンや女性の性欲を刺激するホルモンを分泌する副腎は、腹部を圧迫したりウエストをねじったりするポーズで刺激します。
4）食事をすればインスリンを分泌し血糖値を適切な値に保つような機能を持つ膵臓内のランゲルハンス島は、腹部をマッサージするポーズで血行を良くします。
5）性器の成長や、男性・女性の魅力を象徴する体形をつくり、疲れをとり活力をつける生殖腺は、骨盤内臓を圧迫したり伸ばしたりするポーズや逆立ちなどで血行を良くします。

内分泌腺の作用と腺を刺激するヨガ（その１）

分泌腺	ホルモン名	主な標的	主な作用	ヨガ
視床下部	放出Ｈ	下垂体前葉	下垂体に働き成長ホルモン、プロラクチンの分泌を調節、甲状腺、腎皮質、性腺への作用を促す。	逆立ちや前屈みになり脳を刺激するポーズ
	抑制Ｈ	同上		
下垂体前葉	成長 Ｈ（加齢で分泌量減少）	多くの組織	タンパク質合成促進、成長促進	
	プロラクチン	乳腺	乳房・乳腺の発育と乳汁産生・分泌、排卵抑制	
	甲状腺刺激Ｈ	甲状腺	甲状腺Ｈ分泌促進→代謝促進	
	副腎皮質刺激Ｈ	副腎皮質	副腎皮質Ｈ分泌促進→体液の恒常性維持、抗炎症	
	性腺刺激Ｈ	性腺	性腺機能を刺激	
下垂体後葉	オキシトシン	子宮	収縮	
		乳腺	射乳の誘発	
	バゾプレッシン	腎臓	細尿管で水の再吸収を促進し、体液の恒常性を維持	
松果体	メラトニン	脳	概日リズムを作り睡眠を助ける	
甲状腺	甲状腺 Ｈ（トリヨードサイロニン、サイロキシン）	多くの組織	代謝促進、成長・発育に関与、サイロキシンは糖新生※を促進し産熱	喉を伸展したり圧迫するポーズ、逆立ち
	カルシトニン	骨、腎臓	骨からの Ca の放出を抑制、P や Ca を尿に排出	
副甲状腺	副甲状腺 Ｈ（パラソルモン、加齢で分泌量増）	骨、腎臓	骨から Ca の放出を促進、尿細管で Ca を再吸収、腸から Ca を吸収	
ランゲルハンス島	インスリン	多くの組織	血糖値（グルコース）低下、肝臓でグルコースからグリコーゲンを合成し貯蔵、血糖値調整（80〜100mg/dl）	腹部を圧迫するポーズや横隔膜を上下運動する呼吸法、逆立ち
	グルカゴン	肝臓、脂肪組織	血中のグルコースを増やし血糖値調整、糖新生※促進	
	ソマトスタチン	ランゲルハンス島	インスリンとグルカゴンの分泌を抑制	

※糖新生：脂肪やタンパクを分解し糖を合成

「内分泌腺の作用と腺を刺激するヨガ」「主要な神経伝達物質とヨガ」を表にまとめておりますのでご自分の症状に合わせてポーズを何個か選んで毎日取り組んでください。加えて、脳下垂体を刺激する立位前屈と逆立ちを行なって下さい。

内分泌腺の作用と腺を刺激するヨガ（その2）

分泌腺	ホルモン名	主な標的	主な作用	ヨガ
副腎髄質（発生学上神経細胞）	カテコールアミン（アドレナリン、ノルアドレナリン、少量のドーパミン、加齢で分泌量増）	心筋、血管、肝臓、脂肪組織	心収縮力が増加し血圧・心拍数アップ、肝臓や筋肉に貯められたグリコーゲンを分解し血糖値（グルコース）を上げ、産熱、腸管運動抑制	腹部を圧迫したり伸展させたり、捻ったり、逆さにするポーズ
副腎皮質	糖質コルチコイド（コルチコステロン、コルチゾル）	多くの組織	肝臓で糖新生※を促進し血糖値上昇、抗炎症・抗アレルギー、胃酸分泌促進	
	電解質コルチコイド（アルドステロン等）	腎臓	細尿管でNaの再吸収促進、Naと共に水分も体内に貯め血圧・血流量を維持	
	副腎アンドロジェン（加齢で分泌量減少）		（テストステロンよりも活性が弱い男性H）女性の性欲を亢進、陰毛の発育	
精巣	アンドロジェン（テストステロン、加齢で分泌量減少）	多くの組織	男性の性的特徴	
		生殖器官	精子形成	
卵巣	エストロジェン（加齢で分泌量減少）	多くの組織	女性の性的特徴	
		生殖器官	妊娠の準備：卵胞発育、排卵促進、子宮内膜肥厚	
	プロジェステロン（加齢で分泌量減）	子宮	妊娠の維持、排卵抑制、産熱	
		乳腺	乳腺発達促進	
消化管	ガストリン、セクレチン等	消化管、胆嚢、膵臓	消化管機能の調整	
腎臓	レニン	副腎皮質	アルドステロン分泌を促進し体液調整	
	エリスロポエチン	骨髄	赤血球の生成を促進	
心臓	心房性ナトリウム利尿ペプチド	腎臓	細尿管でNaの排泄を促進	瞑想、一定リズムで行なう呼吸、逆立ち

※糖新生：脂肪やタンパクを分解し糖を合成

主要な神経伝達物質とヨガ

分泌細胞	神経伝達物質	主な標的	主な作用	ヨガ
神経細胞	セロトニン	神経細胞	アタッチメントの除去	瞑想、遅い呼吸、すべてのポーズ
	ヒスタミン	同上	炎症作用	
	アドレナリン	同上	全身の覚醒	
	ドーパミン	同上	快感、覚醒、運動調節	

骨の成長のプロセス

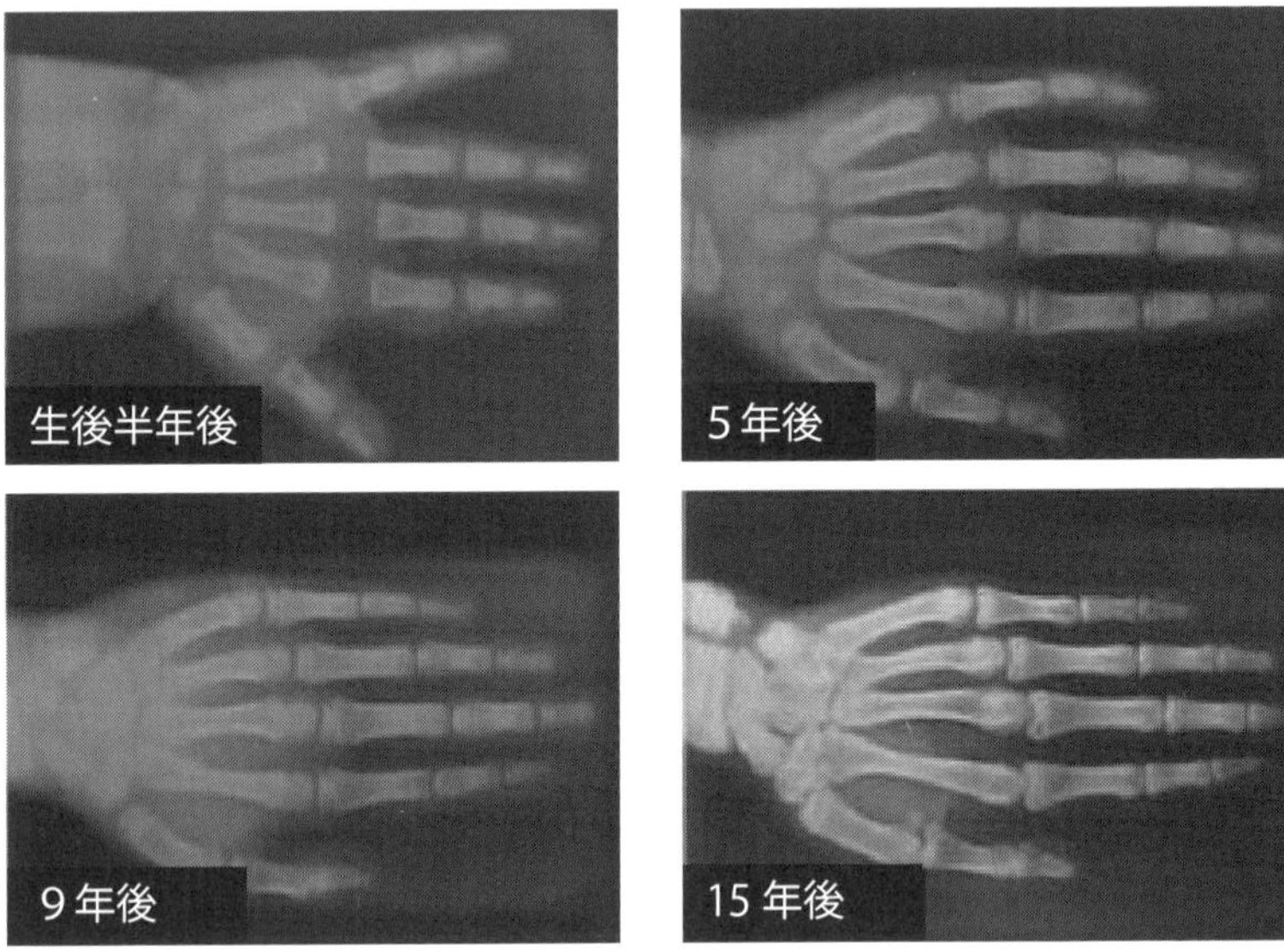

6 骨、関節、筋肉などの理解

（1）解剖学的禁忌事項

アメリカ人は、早々にヨガの効果に着目し独自にヨガを発展させたのですが、ヨガを導入した時期が早かったことから、インドにおける最新の研究成果が盛り込まれていないと推測します。またアメリカ人は、ドラヴィダ系インド人の内観力を持っていないという点を考えていただきたいと思います。人の骨格の成長は非常に時間がかかります。生まれた直後は関節と関節は離れていて、一般的に15歳になって初めて大人の骨格になります。ですから、ドラヴィダ系インド人は子供に呼吸法は指導しますが、きついポーズはやらせません。ところがアメリカ人は子供ヨガをやり、北インドのアーリア系インド人はそれを逆輸入し子供ヨガをやっています。これは禁忌行為です。なお、成長は個人差がありますからご注意下さい。私は15歳の時にスポーツで脊椎を痛めていますからこの点はよく考えていただきたいと思います。

(2) ヨガで鍛える筋肉の重要ポイント

腰回りの筋肉が弱いとちょっとの仕事でコリがひどくなり骨格に負担がかかり、ヒズミが生じ、いろんな病気になることがよく知られています。たとえば、腰の周辺の筋肉ですが、まず、お尻のシルエットを美しくする大臀筋を鍛えなければなりません。大臀筋は骨盤を後方から支える強力な筋肉です。これが貧弱だと、姿勢が悪くなり骨盤周辺の腰痛の原因になります。生理不順や生理痛と深く関わっているとも言われます。

もう一つ、身体を前に倒したり、腿を引き上げたりする(股関節を曲げる)ときに使う大腰筋(深い位置にあり股関節の屈曲、脊柱の屈曲を行なう)が弱ると、座った状態から立ち上がる時に腰を伸ばしづらくなりますし、大腰筋が固くなると腰椎に引張力が発生して腰椎も固くなります。腰が反らなくなり老人のように腰が曲がった状態になります。当然腰痛を引き起こします。

これらは大きな筋肉です。エネルギーを産生するミトコンドリアも多く、糖新生によって空腹時に脂肪を利用してエネルギーに変えてくれ、太らない体質を作ります。ですから高齢社会では若いうちにヨガによって背筋(広背筋)、太もも(大腿四頭筋)、お尻(大臀筋)などの大きな筋肉を鍛えて美しい体に仕上げておき、高齢になっても元気で生きることが大切です。健康と長生きの秘訣は「美」です。

健康維持に欠かせない腰回りの筋肉はコブラのポーズやバッタのポーズで鍛えられ、男女にかかわらず美しい体を作ります。第4章のムーン・サリュテーションを実践していただければ良いでしょう。

7 排泄機能の健全と気の摂取と頭を良くするカレー

古代インド人は、「プラナ（気）とアパン（排泄機能の健全）は人をして死から遠ざける」と言ったように、古代においてすでに、かなり医学的な生命科学を論じていました。現代のインド人は健康理論を古典から学び脳は若くて体が丈夫です。

気のレベルが低下すれば生きる力を失い行動が消極的になります。気のレベルがどんどん下がるとついにレベル・ゼロに至ります。この状態をインド人は死と定義しています。ドラヴィダ人が重要だと考えていることは、朝の呼吸によって気をチャージし、気が充実している新鮮な野菜を食べ、食からも気をチャージすることです。

前述したように、ヨガの狭義の定義であり、身体の劣化を防いだり遅らせたり心身の状態を復元する技術として、①ポーズによるエクササイズ、②呼吸、③リラクゼーション、④食事、⑤ポジティブな思考と瞑想、の5つがありました。①のポーズをやらなくても、②穏やかな呼吸によって気を取り込み、④新鮮な野菜をいただき、⑤心に余裕を持てばポジティブに暮らすことにつながります。これで立派なヨガライフになります。

野菜は食物連鎖のトップにあり、太陽の恩恵を受けて育った植物は一番多くの気のパワー・生命力を蓄えているとインド人は考えます。動物の肉は「二番手の食物・中古の栄養」で自然の中では下位の食物だと考え、栄養学的にも食べる価値がないとインド人は考えます。ノンベジタリアンは、主に鶏肉をその日にさばいたものを食べて気を摂取します。新鮮な食事には、気があり、排泄にとっても良いため、排泄物の毒が身体をむしばむリスクを最小限に抑えます。加えてヨガのポーズでおなかをマッサージして胃腸の健康を維持することは理にかなっているのです。

日本人が見落としているものはお腹の健康です。健康に良く美味しいモノをたくさん食べても消化吸収が悪ければ無駄に排泄され、あるいはなかなか排泄されません。これでは健康効果が低く、お金の無駄遣いにもなります。そこで健胃薬膳・カレーとヨガによる呼吸やポーズによる腹部マッサージが我々に必要です。

なお、動物性タンパク質の摂取は殺生が前提になりますから、非暴力の国の住民は食べない人が多く、食べても貧血防止のためにビタミンB_{12}補給の意味から、週末だけ食べます。

さらに胃腸の薬と言われるカレーを毎日食べれば、口臭が消えます。東大の研究ではカレーを食べると脳の血の巡りも良くなると報告しています。おまじないだと思って、試験の前に朝からカレーを食べて臨んだらいかがでしょうか。

8 ノンベジタリアンの悲劇

インドでベジタリアンが発達した理由は、いろいろあります。

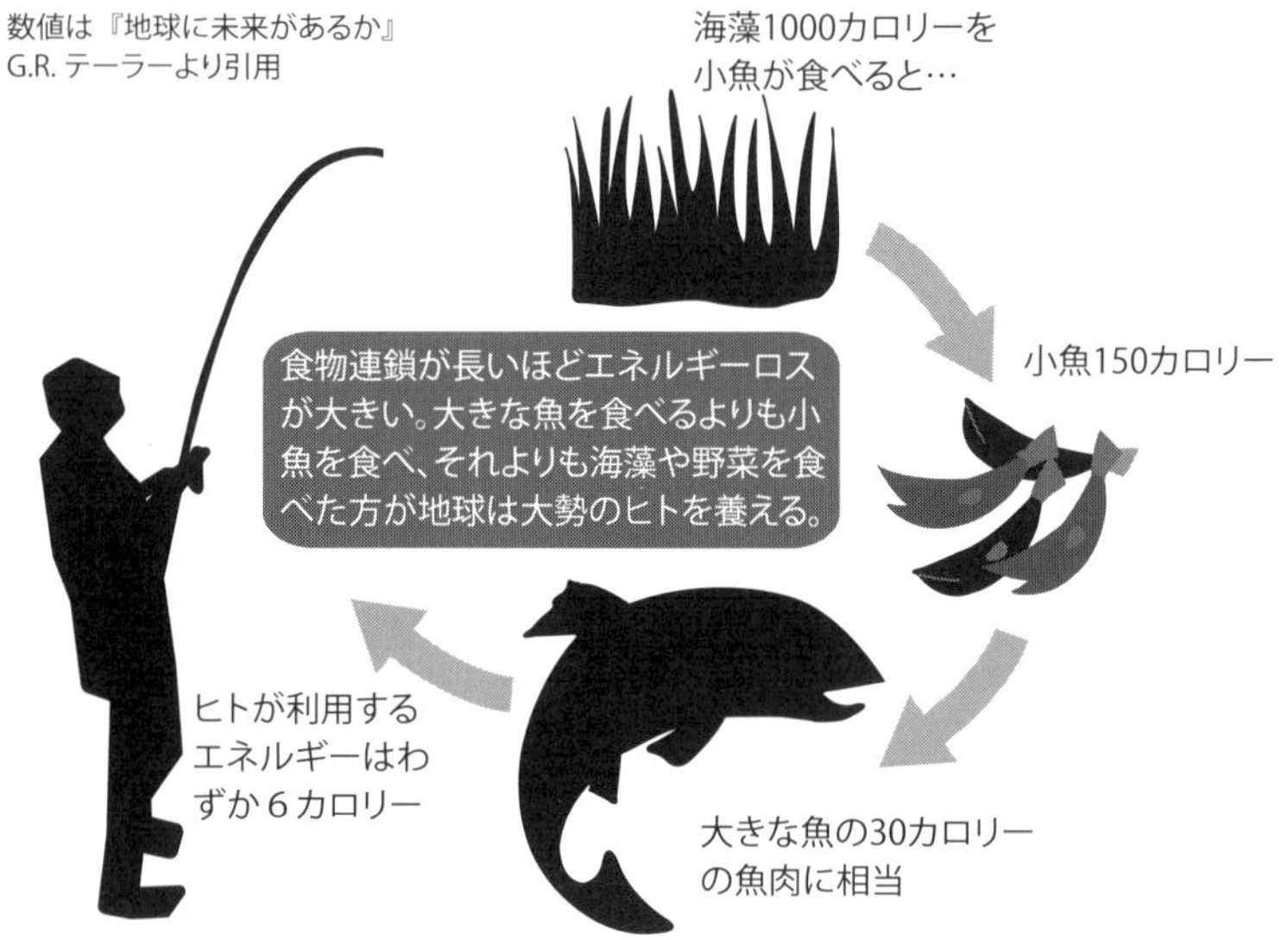

数値は『地球に未来があるか』
G.R. テーラーより引用
海藻1000カロリーを
小魚が食べると…
小魚150カロリー

大きな魚の30カロリーの魚肉に相当
ヒトが利用するエネルギーはわずか６カロリー

①殺生をよしとしない宗教に由来する。
②まだ「気」がある生きている食材、つまり新鮮な食材を食べる。鶏肉はさばいてすぐ、気があるうちに食べる。死体は食べない。
③食物連鎖を考えればベジタリアンが合理的である。

食物連鎖が長いほどエネルギーロスが大きいことがわかっています。例えばマグロの肉１００グラムは、マグロが小魚５００グラムを食べて得られたものです。ですからマグロよりもイワシやアジなどの小魚を食べ、それよりも海藻を食べた方が、地球は大勢のヒトを養えることになります。ですから人口の多いインドでは大勢が食べられるベジタリアンが発達したのだと言われています。食物連鎖の観点から日本の古典的な一汁一菜に加えて小魚を食べる習慣は地球にやさしい食習慣だと言えます。気がある新鮮なものを食べるという意味で刺身は非常にいいわけです。

また、人口13億人のインドはベジタリアンが多いため食を巡る国際的紛争はありません。一方、何でも食べる中国人は日本やインドネシアやベトナム、地球の反対側のアルゼンチンの領海でも違法操業による紛争を招いています。２０１6年3月14日、南米アルゼンチンの沿岸警備隊が南大西洋沖の排他的経済水域内で違法操業中の中国船を発見、中国船は停船命令に従わず抵抗したため、沿岸警備隊は発砲し中国漁船は沈没しています。中国は片や札びらで頬を叩きながら、片や相手国の領海を侵略するというやり方に怒ったインドネシアは、中国が受注した新幹線の設計の耐震設計を求め、従わないと認可をしないと毅然とした態度を示すようになりました。これがこの先も続くであろうノン・ベジタリアンの悲劇です。

(9) ヨガの医療効果

ヨガの医療効果は、近年になってヨギや医師や研究者たちによって検証され、非科学的に見えたヨガは医療ヨガと呼ばれるようになりました。

ヨガ合宿に参加した25歳から50歳の働き盛りを対象にしたヨガの効果において、肥満者は95%の人が改善されたといいます。高血圧は96%が改善、関節炎93%、糖尿病95%、心臓病94%、喘息96%、腎臓病94%、脊椎炎95%、皮膚病92%、胃腸病94%などと、すべての病気で90%以上の改善効果があったと被験者はアンケートに答えています。

ヨガ体験者の実感

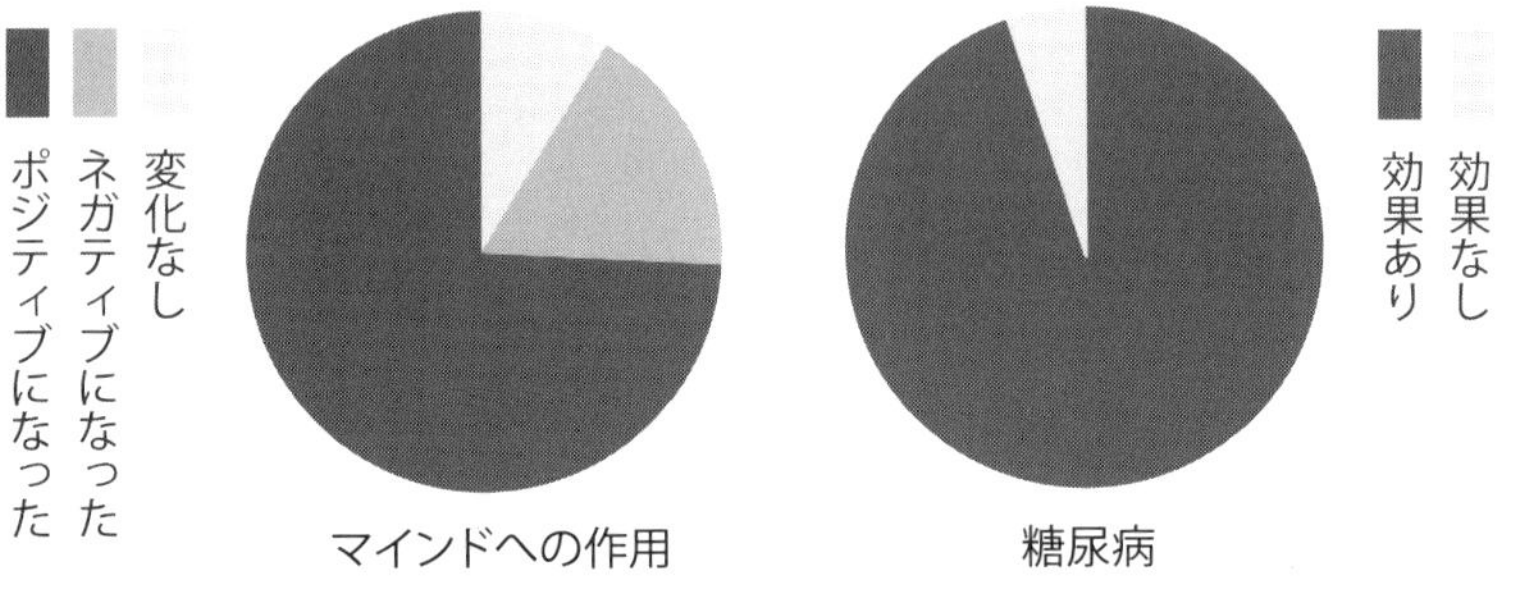

なお、アンケート調査で効果が高かったのは、初期効果の他、上のグラフにあるように、ヨガの直後においてストレスに対して抵抗力が増しますので、体調が戻りポジティブな気持ちになったというデータからも説明することができます。

しかしながら、あまりにも良い数値なので私は驚いたものです。ヨガで疲労物質を排泄し、自分の身体能力の範囲で無理なくヨガをやれば、それ自体疲労を後に残さない程度の軽いエクササイズですから、やった後は、身体が軽くなり、前向きになるのも道理です。「前向きになること」それが、病気に対して良い効果があったのは言うまでもありません。

この現象はヨガに限らずスポーツ全般に言えることです。しかしスポーツは病人にはできません。一人で自分のペースで行なうヨガの運動は疲れを残しませんから重病人でない限りできること、一人でできることと、人を前向きにして病気を克服する原動力になりますから、引きこもりやうつ病や対人恐怖症の方に適しています。癌にも効果があるとヨギは言います。酸素と気（プラナ、生命エネルギー）を取り込み、体を温めますのでミトコンドリアが活性化するため、癌を寄せ付けない体質になるとヨギは言います。これについては拙著『ガンになったらヨガの呼吸に挑戦』の中で詳しく考察しました。

なお、長期的には体質（血行が悪いために代謝ホルモンの分泌が悪くなった状態や、呼吸が浅いために起こる低代謝など）が改善され、基礎代謝が上がり真のヨガの効果が出てきます。

9 糖新生ダイエット法

（1）〝頭を使う〟ダイエット法!?

90分の早朝ヨガを1ヶ月続けると脂肪が見事に落ちます。なぜでしょうか。間食をとると太ると言われる理由はなんでしょうか。

空腹時にヨガを行なうと、学習やスポーツでも同じですが、血糖値が下がるためそれを補おうとして、あるいは貯蔵している糖質が枯渇しないようにタンパク質や体で不要になった物質を分解して糖をつくろうとします。この生理を糖新生と言います。エネルギー源は中性脂肪です。ですから早朝、頭を使うだけで脂肪が落ちるのです。それを活用したダイエット法を私は糖新生ダイエット法と呼びました。これをうまく使えばストレスがない素敵なダイエット法になります。カロリー制限をするダイエット法も糖新生に期待しているわけですが、これには反対です。

必死に生きる手段をみつけて、頭を使い、ジタバタする遭難者は糖新生によって助けられます。この体に備わっているメカニズムを、頭脳を使ってオシャレにやるのが私の糖新生ダイエット法です。

体の糖代謝とヨガ

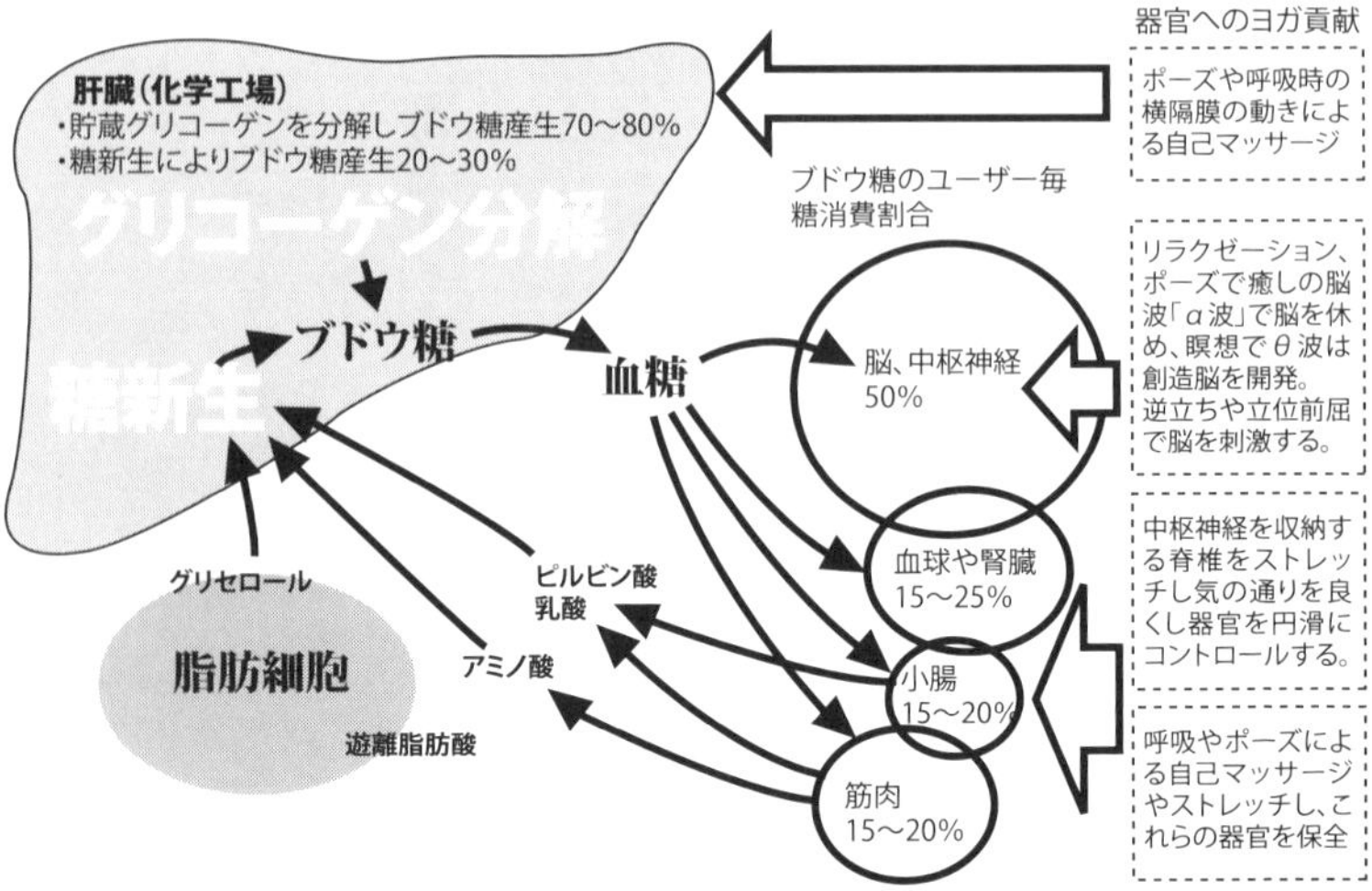

空腹時に頭を使う早朝学習や仕事の追い込み時、糖新生によってつくられた糖は、糖に依存している脳や神経に優先的に供給されますから糖新生がどんどん促進されます。一番気持ちいいのが起きてすぐガンガン仕事をしてアイデアをいただくこと、あるいは勉強をして満足感を高めることです。早朝、考えながら道を歩くのも糖新生ダイエットになります。事実、空腹時に考え事をしながら歩いてアイデアをもらうのって素敵だと思います。哲学者も研究者もとことん考えます。食事を忘れて仕事に没頭するためもあると思いますが、皆痩せています。早朝の哲学散歩が良いと思います。早朝や帰宅後にやるヨガも、仕事で昼食を忘れて今やっていることに集中することも、締切に追われて仕事に励むことも糖新生ダイエットになっています。

糖新生ダイエットのポイントは、満腹時にリラックスし胃腸をいたわり、空腹時にジタバタ

糖新生ダイエット法モデル

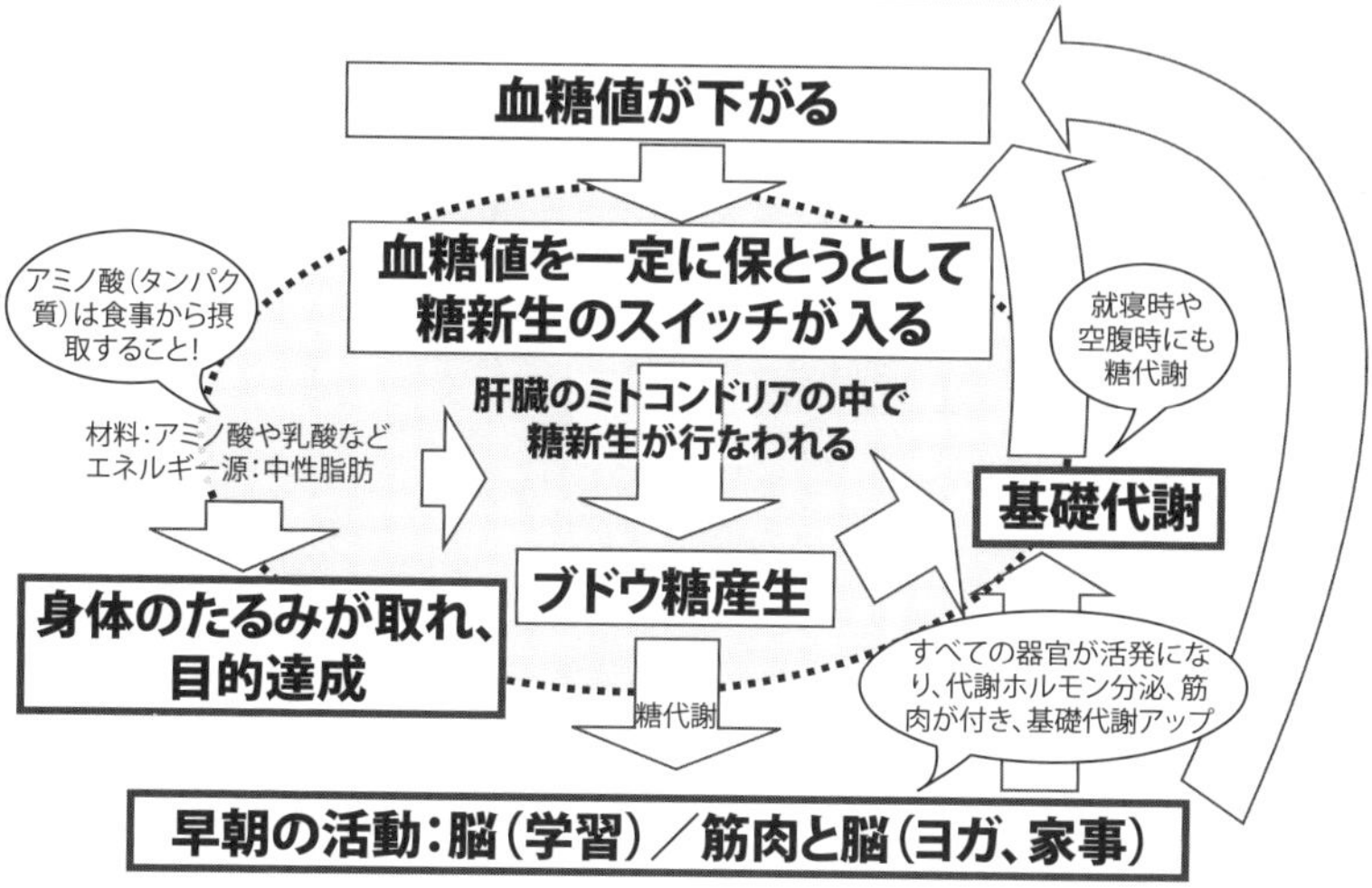

することです。空腹時に、糖分を与えてしまうと糖新生は止まってしまいます。食事や間食をすると血糖が一時的に増えて、インスリンが分泌されます。そうすると糖新生のスイッチがオフになります。ブドウ糖を食事から摂取しているのに、内部でブドウ糖を作り出すシステムは邪魔だからです。「ダイエットに間食はよくない」と言われているのはそのためです。食後はリラックスし、お腹をいたわり落ち着いたらどんどんアイデアを出してください。脳は一番糖を使いますから血糖値が下がると糖新生のスイッチがまた入ります。

なお、中性脂肪は糖新生を行なうためのエネルギー源になります。脂肪は、分解されて糖新生のためのエネルギーとなる他、ケトン体というものが生じてこれが脳などではブドウ糖の代替エネルギーとしても用いられます。脳を使うと体の代謝が活発になるようです。

私は毎朝ヨガをやっています。喉を伸ばし甲状腺を刺激し、胴をひねって副腎を刺激するポーズを行ない代謝ホルモンを分泌させると、器官が活発に動くようになり、また筋肉が鍛えられるから基礎代謝が上がります。体重は安定しています。ダイエットをしているという意識がありませんからストレスがなく、よく食べます。

またヨガは誰でも気楽にできる無酸素運動です。無酸素運動時に垂体は、成長ホルモンを分泌し脂肪を分解し燃えやすくします。空腹時に無酸素運動を行なった後に、すっきり、スカッとした後は、ゆったりした気持ちで散歩（有酸素運動）をすればミトコンドリアは脂肪を利用してくれます。

ここで注意事項です。室温を上げて汗を流しながら行なうヨガがあります。水を飲みながら行なうのですが、これを90分行なった場合、糖の収支バランスがくずれ貯蔵糖質の枯渇による疲労感が残ります。これを快いと考える人がいるからそういうヨガが存在するのでしょうが、ヨガは本来、空気が爽やかな時間帯を選び、疲労を溜めないようにリラクゼーションのポーズをたくさん挿入し、糖が脳や筋肉だけで消費するのではなく他の器官にも行き渡るようにするものです。そしてヨガを終わった時に心身が復元していなくてはいけません。

（2）糖新生ダイエット法に至った経緯

私はスポーツで脊椎を故障してからというもの、運動をできなくなり、怖くてヨガのポーズをできませんでしたから、リフレッシュを目的に逆立ちや犬のポーズを時々1分程度やっただけでした。呼吸に関してもあまり意識せずに30年も続けました。でも、多趣味でしたし、友人と楽しむお酒もありましたからヨガのひとつ「リラクゼーション」だけはしっかりとやっていたことになります。しかし、気がつけばメタボを指摘されました。

長時間散歩をしましたが痩せませんでした。ところがインドで初心にかえり意識的に活性呼気（長く吐くこと）に心がけ、ポーズを欠かさず毎日行なうようになったところみるみる痩せました。そのメカニズムを知りたくてインドで生理学を勉強するようになりました。わかったことは、私たちの活動の司令塔である脳に糖を供給するため人体には常に血糖値を一定に保つ仕組みが備わっていることを知りました。多ければホルモン（インシュリン）を分泌し、足りなければ糖新生により肝臓でブドウ糖を作るということ。糖が足りなくなればアミノ酸やピルビン酸や乳酸などを材料に、中性脂肪をエネルギー源として糖をつくるのが糖新生です。糖新生は空腹時の寝ている時にも行なわれています。

ヨガは通常空腹時に行ないますから糖新生が促進されます。長く息を吐きながらポーズを1分間こらえる無酸素運動により筋肉さえ作り、糖新生に必要な材料である乳酸を供給します。器官はストレッチされマッサージされ、その結果、心身システムが復元され体液やホルモンが正常化しただけではなく、筋肉を使うようになってミトコンドリアが活性化しエネルギー産生量が増え基礎代謝が上がったことなど、ヨガで体質が改善され寝ていてもカロリーを消費しているわけです。ヨガの習慣により体重が安定した理由が説明できます。

糖新生で使われるアミノ酸（タンパク質）は食事から摂取することが原則です。足りなければ勝手に筋肉を分解して取り出そうとしますから、筋肉が減り健康美が失われます。そこで豆をよく食べ、ヨガでまた筋肉を作ります。運動の過程で脂肪が代謝エネルギーに使われます。ですから空腹時に行なうヨガは糖新生を促進してお腹のたるみをとる運動だったわけです。そして糖新生ダイエット法というものを私は言い始めました。無理なく体のたるみを取り美しい体をつくるのが私の糖新生ダイエット法です。

また、早朝学習や早朝の執筆も、頭を使ってどんどん糖を使います。糖新生ダイエット法は『よく食べ、よく学び、ヨガを活用するダイエット法』です。ですから、食事制限や絶食は体を魅力的に見せるはずの筋肉を分解することになりますから、糖質制限食や絶食だけで痩せようとするのは感心しません。仕事が終わればリラックスしてお酒でもいただき早く寝ます。そして早朝、『空腹時をねらって執筆やヨガなどで活動をピークにすること』、これが私の糖新生ダイエット法です。

我々の身体は、特別な運動をしなくても、筋肉や臓器などが最低限機能していくためにエネルギーが必要です。そのエネルギー量を基礎代謝と言います。運動やヨガで筋肉を増やせば基礎代謝量が高くなり太りにくい体質をつくります。一方、筋肉量が少ない人は基礎代謝量も少ないですから皮下脂肪が貯まりやすい体質になります。絶食やカロリー制限をすると、脂肪をエネルギーにして筋肉をどんどん分解して糖をつくりますので筋肉が痩せて基礎代謝が落ちるだけではなく、せっかくの美しい体を台無しにしてしまいます。

私は帰国しても、早朝のヨガを継続しますがそれ以上に日本食を猛烈に食べます。10日で食欲は満たされ少し太ります。以降、朝食には豆腐が入った具だくさんの味噌汁とフルーツなどを食べて、会社で砂糖とミルク入りコーヒーを飲み、午前中、仕事に集中します。昼も夜も普通に食べます。そのうち体重が戻ります。

（3）人体の危機管理プログラム

世の中には普通に食べて美容と健康を保ちながら簡単に痩せることができる人と、カロリー制限をしてもなかなか痩せることができない人がいるのはなぜだろうかと考えました。

そして私の経験から、体には2つの危機管理プログラムが備わっているのではないかと考えるようになりました。一つ目が飢餓時にミトコンドリアが大活躍する糖新生という危機管理プログラムです。これは生理学で説明できますので本章で深く掘り下げました。二つ目は仮説ですが、妊娠中に子宮を守るために脂肪がつくことや、保温のために皮下脂肪を蓄えること、仕事が忙しいために運動不足と不規則な食生活により肥満体質が現れるように、内部環境の悪化によってヒトは来たる闘病のために危機管理として皮下脂肪を蓄えるようにプログラムされているのではないかと考えるようになりました。東洋医学で言う未病、つまり病気の根を持っているため発病した時に備え、そのエネルギー源として皮下脂肪を蓄えているようなイメージです。こういう潜在的な病、未病の状態でカロリーを減らしても痩せない危機管理肥満プログラムが存在するのではないかと考えました。糖質の摂取をカットすると中性脂肪が増えることが報告されていますから、これはすでに実証されているのかもしれません。勉強不足ゆえ、これ以上深入りしませんが、ダイエットよりも先にヨガで未病を治していただくのが先ではないかと思っております。

（4）ヨガ中のミトコンドリアの生理学

ミトコンドリアは細胞のなかでエネルギーをつくり細胞活動にエネルギーを供給します。ヒトの細胞

ミトコンドリアが働かなくなって起きる病気

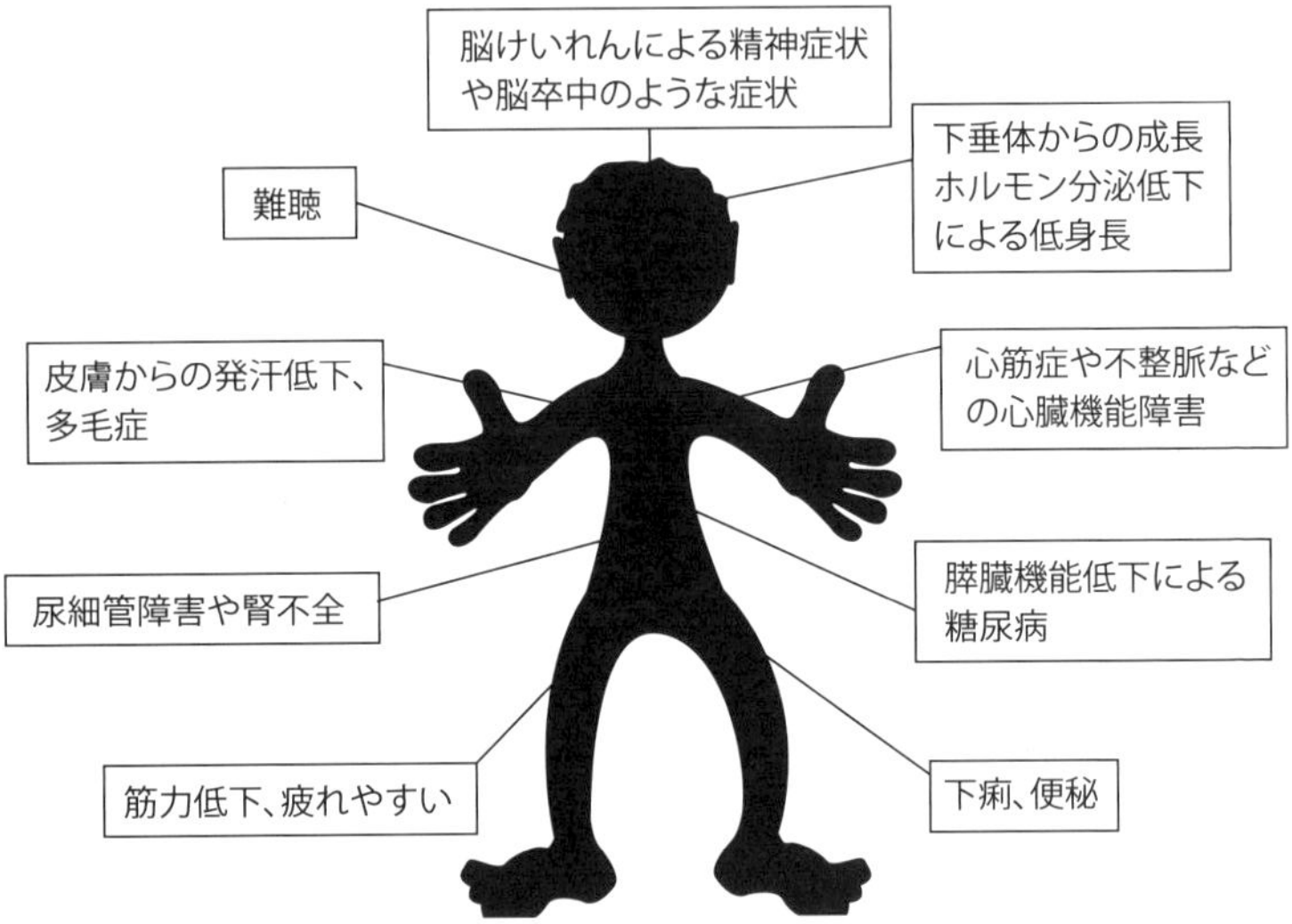

数は60兆個とも37兆個とも言われていますが、ミトコンドリアは一つの細胞に数百から数千個あると言われ、体全体で膨大な数のミトコンドリアがエネルギーを製造しています。本人が怠けているとミトコンドリアも働かず、少し体に負荷をかけるとミトコンドリアも頑張るようになり増えます。

ヨガは約1分間、ひとつのポーズに集中し、筋肉にたっぷり負荷をかけますからミトコンドリアは頑張るようになります。そういう意味で、ヨガを細胞レベルで定義すれば「ミトコンドリアを元気にするエクササイズ」ということになります。

体に負荷をかけないと筋肉や骨格などの細胞が怠け、細胞内のミトコンドリアも元気を失い、ミトコンドリア量さえ減ってしまいます。そうするとエネルギー量が減ります。結果、組織や臓器の機能が損なわれて病気になるといいます。筋肉の運動、心臓のポンプ機能低下、脳であれば神経が麻痺したり、けいれんが起き、さまざまな症状が現れるということ。20歳以前の若い人に起こる脳卒中に似たMELAS（メラス）や、眼球の動きが麻痺する慢性進行性外《がい》眼《がん》筋《きん》麻《ま》痺《ひ》症候群など、恐ろしい病気があげられています。ヨガでミトコンドリアを増やせばこれらの病気を予防することになります。

ヨガのポーズは、主に、1つのポーズを1分間こらえたり、1分間腹部を圧迫したりする無酸素運動です。ミトコンドリアが大いに頑張り増殖する運動です。空腹時にこれらを行ないますと、血糖値が低い飢餓状態ですから、糖新生という生理現象が細胞内で起こります。山や海で遭難して食料が絶たれると、脳はあの手この手で生き残る算段をします。そうすると、ミトコンドリアは優先的に脳にエネルギーを供給しなければなりません。そういう時、ミトコンドリアは筋肉（タンパク質）と脂肪からエネルギーをつくるようになります。脂肪がなくなれば、筋肉だけからエネルギーを作って脳にエネルギーを供給しようとします。そしてみるみる痩せます。断っておきますがこれを過度に実践するのは危険です。筋肉まで使わないでください。脂肪を使うにとどめてください。

このように体に備わったミトコンドリアの危機管理対応がダイエットと体質改善に一役かっています。そもそもヨガは、腹部を圧迫するポーズが多いので空腹時に行なうものですから。ヨガは生理学的に言って「ミトコンドリアに活を入れ糖新生を促進するエクササイズ」だと言っていいと思います。

（5）糖新生ダイエットの注意事項

ダイエットで間違いやすいことがあります。

①すでに痩せている方が、糖新生ダイエットをやることは間違いです。そういう状況でダイエット法を実践するとミトコンドリアはタンパク質を使いますから、体の筋肉も痩せ、脳までも痩せるから最悪です。若年性アルツハイマーは脳を使わずに過度のダイエットをやることが原因しているのかもしれないと、つぶやいた次第です。

②過度の糖新生の危険性を繰り返します。大きな筋肉は肉体を美しく見せ健康維持に大切であることを書きました。再度確認しますが、大きな筋肉はエネルギーを生産するミトコンドリアも多く、糖新生によって脂肪を燃焼する量も大きいため、太らない体質を作ります。また、筋肉あっての美しさだとアーチストは考えます。ですから筋肉まで痩せてしまっては台無しです。

③食事も大切なヨガです。糖新生は主に肝臓で作られますから肝臓が健康でなければいけません。食事を大切にし、バランスの良いメニューに心がけます。参考までにご紹介します。定期的にターメリックを食べて肝臓を大きくするインド人がいます。肝臓の大きさを病院で測定してもらうのだそうです。環境が悪化しているインドにあって必要な対策なのかもしれません。

④長いヨガの後は、貯蔵糖質の補給を忘れないで下さい。ヨガの後のご褒美に甘い紅茶が最高です。

巻末資料

王のヨガの8支則

（Eight limbs of Raja Yoga）

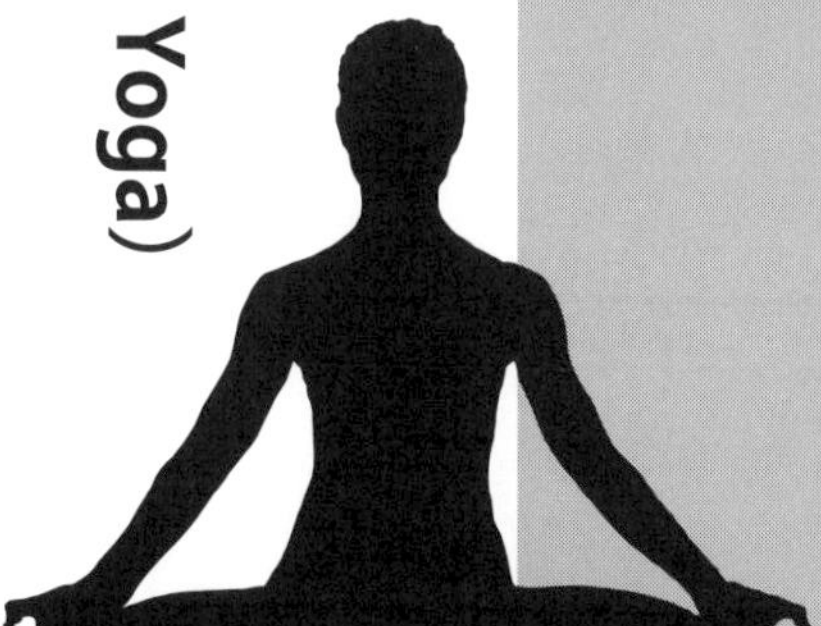

私がヨガ教師養成コースを受講した時、サンディープ先生が講義に最も時間を費やしたのが8支則です。先生に敬意を表して先生のお言葉をご紹介したいと思います。インド人は8支則に影響を受けてきました。私はこれによってインド人をよく理解できるようになりました。

ラージャヨガとはヨガ全体を指し「王のヨガ」という意味です。8本の枝からなることから、8を意味するアシュタンガを付してアシュタンガヨガとも呼びます。これは全てのヨガを意味します。ところが近年になって南インド・マイソールでアシュタンガヨガという体力を消耗する、ヨガとは真逆の体操が生まれ誤解の原因をつくりました。これを正しく知っているヨガ教師は、区別して後者のヨガスタイルをマイソールスタイル・アシュタンガヨガと呼んでいます。

記録に残る最初のヨギ・パッティンチェリが登場しヨガの教えが体系化されました。その中で道徳やヨギの心得、ヨガの作法、ヨギが目指すゴールが明らかにされました。パッティンチェリは、ビシュヌ神と同様、下半身が蛇だったとされています。修行によってお尻のベース・チャクラから大蛇のパワーとされる不可思議な宇宙のエネルギー、クンダリーニ・エネルギーが立ち上り頭頂に達して覚醒するという修行者にとってうっとりするようなチャーミングなエネルギー・モデルが生まれました。

インドのヨギについて先生のチャーミングなお話をかいつまんで挿入して簡単に解説します。インドのヨギにとって8支則は大切な部分です。先生は目を輝かせてお話ししてくれました。十代の青春をアシュラムで過ごしたサンディープ少年は熱心に、楽しく聞いたことでしょう。今聞いてもたいへん興味深いお話でした。私は、若干つぶやいてしまったものです。

1 The Yamas
自己抑制や道徳に関する５つの教えです。

（1） Ashimsa
非暴力／生命あるモノへの配慮の教えで、この実践者としてマハトマ・ガンジーがつとに有名です。
○ノンベジは動物の屠殺業者を支えていることになりますから暴力です。ベジタリアンの習慣はこれに由来しています。

（つぶやき） とはいうものの動物としての人間の赤血球の寿命は１２０日、ビタミンB_{12}を摂取して再生されなければなりません。これは動物性蛋白質に多く含まれています。ミルクや発酵食品にも微量含まれていますのでベジタリアンは大量にそれらを摂取しなくてはいけません。多くのインド人はベジタリアンを実行しますが、卵だけ食べたり、週末に限り肉を食べて栄養補給を行なっている人が多いようです。肉を食べるといってもその日にさばいた新鮮なチキンだけで、骨を残してあとの全てを食べます。ただしインド人はせっかちですから、毛を皮ごとむきますので皮は食べません。

○暴力は社会にたくさんあります。不当に安い報酬、麻薬や飲酒、西洋の薬も神から頂いた自分の体への暴力です。
○怒りも暴力、怒ってはいけませんが、子供への躾のために怒るのは構いません。

○ネガティブなストレスが与える感情（先生は愛着、悲しみ、怒り、苦しみなどの感情をアタッチメントと呼びました）は気を浪費し、気のエネルギーレベルが急激に落ちて病気になります。でもアタッチメントの現れはただ疲れているだけだったりします。最近怒ってしまったことを書きだしてみて下さい。大した理由がないことです。つまらないことに捕らわれて集中力や活力をなくしてしまうのはもったいないことです。エネルギーは人生の高い目的のために使いたいものです。
○怒りはネガティブなエネルギーが特徴です。ネガティブなエネルギーが蓄積して小さな出来事で爆発する現象です。ネガティブなエネルギーを向けられたときこれを受けてしまうと自分もネガティブになります。これに対するテクニックがあります。対象に壁を作り、ただただ感謝し逃げます。（ソフトに拒絶）
○リシケシュは長年ヨギのヨガの実行により非暴力の気が漂っています。ヨガの実行は社会を変えます。

（2）Satya　真実性／嘘を戒める教え

○嘘も方便という言葉がありますが、「人を傷つけないように」など庶民のコミュニケーションの手段になっています。しかし嘘を言うとそれを繕う嘘が必要になりとめどありません。正しいコミュニケーションに努め、誠実になることで嘘を回避します。
○ヨガで精神力と人格を作ると嘘を言わなくなります。
○先生は昔話を始めました。ハリスチャンドラというソラー王朝36代の実在の王様のノンフィクションだというのですが、若干フィクションが入っているようです。
昔々。インドにハリシュチャンドラーという決して嘘を言わない真実の王様がいました。王様は夢の中で、「持てるすべてをグルにさしあげる」と約束しました。グルは王様を訪ねると、約束通りパレスと地位をグルに引き渡すのでした。そして親子3人は路上生活をすることになります。

そして、不運にも王様と奥方ははぐれてしまいます。奥方は子供を連れてメイドの仕事をします。王様はバラナシのガットの火葬場で料金を徴収する仕事につきます。

ある日、子供が蛇に噛まれて死亡、奥方は子供の亡骸をガンジスの川べりで火葬にしてあげたいとガットにやってきます。王様は日に焼けてかつての面影がありませんでしたので、奥方は王様に気がつきません。しかし、王様は奥方に気がつきます。王様は金も地位も失いましたが人格は失っていませんでした。

真実の王様は涙をのんで「料金をもらわないと火葬にできないのだ」と言います。奥方は大事にしていたサリーのショールを半分に切って差し出しました。そうするとエンジェルが空から降りてきて、子供が生き返りました。グルは実はエンジェルで、王様を試したのでした。その後、いろいろあって王様も奥方も元のサヤに戻ります。

（つぶやき） 嘘が日常語になっているインドで真実を決して曲げないハリスチャンドラはインドの奇跡として知らないインド人はいませんし、いろんなストーリーがあるようです。王位を人にあげた彼は勇気の象徴だと言われています。このようなお話で嘘を戒め真実を讃えたのではないかと思います。でも実際の話、政治を投げだした王様は勇気があるとは思えませんでしたし、閑職に追いやられて定年を全うした人こそ勇気があると思ってしまいました。想像するに、カーストによって地位の保証があって政治経済に失敗しようが誰も責めないとしたら、おいしい地位を投げ打った王様はやはり勇気があったと讃えられるのかもしれません。実際問題、現代のインド人は、相手がストレスを感じアタッチメントを増やすことになるので相手を責めないことがエチケットになっていて、私の仕事がうまくいかなかった時、責める人は誰もいなかったのはよかったのですが、いずれにしろ地位やカーストやインド人の気質が絡む話ですから日本人にはピンときません。

（3）Brahmacharya　性の倫理・抑制の教え

○ポーズや瞑想に集中しなければなりませんが、もっとも大きな雑念が性欲です。

○生物にとって性的欲求は自然で魅力的ですが、これに溺れず、これによって大きな夢を忘れてしまうことを恐れなさい。それと視界の男女の違いを意識しないように心掛け、平和に暮らし、ヨガに集中します。男女の違いなんてマヤ（錯覚）なのだから。

○無理に性欲を止めて屈折した方向に行かないように。心から性欲を止められるのなら修道院にはいっていいでしょう。

○ヨギは人生１００年を４つに区切って考えます。

1st Season　最初の25年は学習と心身の強化、セックスは目的達成のためのエネルギーを吸い取るので結婚するまでしてはいけない。

2nd Season　25歳から50歳までは結婚・夫婦生活、そして育児による家庭の構築

3rd Season　50歳から75歳までは、夫婦は友人として付き合いセックスレス、静かなところで暮らす。

Last Season 75歳以上になったら長寿を神に感謝し、物への執着、愛着、情緒なども捨ててオレンジの洋服を身にまといヨギとしてあるいは僧侶としてわずかの物を持ち、シンプルライフに徹して托鉢によって生きる。

（つぶやき） 先生は２０１２年で41歳ですがすでに3rd Seasonに突入したことを公言します。当然、若い奥さんはかまってもらえず子供を連れて彼の元から逃げてしまったのは自然です。先生は奥さんがお金持ちと再婚したことを淡々と語りました。でも慰謝料はなし。リシケシュはヨギに寛容な社会です。

○参考までにという事でお話がありました。prostituteというと娼婦のことですが、「インドの古代のprostituteはダンスをするだけだった。ダンスで性的刺激を与えるのがprostituteの仕事だった。prostituteは夫婦円満に一役かっていた。古代の知恵です。現代になってエスカレートしたのがよくないね」と。

○古今東西、男にとって性を封じ込めるのは一苦労だったようで、ヨギもその例にもれず、風通しの良いコットンパンツ、素足に木の下駄、ソフトな布団は女を想像するから固いベッドに寝て、ニンニク、玉ねぎ、スパイス、揚げ物は性欲を強くするから食べません。

（つぶやき） 先生はここの講義に力が入っていましたね。前述したように、最近のアメリカの研究では、ヨガの遅い呼吸で脳内の二酸化炭素が増えるとアセトニン神経はアセトニンを分泌し、ストレスをとり食欲や性欲が落ちることが知られています。ですから、この教えは本来不要だと思うのですが、インド人は性欲が強いのでこれを利用してヨガをやって性欲を活力に昇華するのだとか。

（4）Asteya　貪欲、盗み、嫉妬の戒め

ヨギはシンプルライフを旨とします。下着とマルチパーパス・ポットを持ち歩くのみです。貪欲、盗み、嫉妬を捨てないと物が増えて身動きが取れなくなり旅や修行の妨げになります。

（5）Aparigraha　ギフトや賄賂の禁止

これも前項同様、多くの生徒を抱えるヨギにとって、贈答品を受け取るとシンプルライフに反して物に埋もれてしまい、修行の妨げになります。ヨギはシンプルライフとバクティ・ヨガ（学びと研究）とカルマ・ヨガ（良い運命をつくるために行なう社会貢献と苦行）を通してエンジェルになるのが夢ですから。

2 The Niyamas

大切な心がけに関する5つの教え

（1）Saucha　内外の清潔

内面（心）が純粋であり、外見的には肌をきれいに保ち修行に集中し、粗末な着物を着ているが清潔にこころがけ、人に迷惑をかけずに修行に集中することです。

（2）Santosha　人生における幸福感・満足感の本質を知ること

○幸福感や満足感は個人差があります。そして人は気まぐれですから、時と共に変化します。一般的にはエスカレートするものです。カネは必要ですが、カネのために仕事をしてカネの奴隷にならないように。本当に自分が必要なものを見極めなさいという教えです。

○一抱えの下着とマルチパーパスポットを持ったヨギのシンプルライフに学びましょう。

（つぶやき）インドの修行者は、下着とマルチパーパスポットに加え現代では携帯電話を持って歩いていますね。食事は寺院で配給されるとして電話代はどうやって払っているのでしょうか？　シンプルライフに関して、日本にもいい言葉があります「起きて半畳、寝て一畳、天下とっても2合半」、その意味は、「半畳あれば仕事ができ一畳あれば寝られる。天下とってもせいぜい食べて2合半。私たちの生活にスペースはそんなにいらないし、そんなに食べることができないよ、ガツガツしてもしょうがないよ」ということです。

（3）Tapas/Tapasha　苦行

○激しい熱意で当たる奉仕や修練や苦行「Tapas」、火に囲まれた中や水中でポーズを行なう苦行はカルマヨガです。上位のスピリットに到達するために、つまりエンジェルになるための苦行なのです。

○ヨギと一般人の違いは唯一苦行 Tapas の違いです。
○ゴールドと人も同じ、ゴールドは純度をあげれば輝きが違うもので身体も磨けばあるいは鍛えれば美しくなる。些細な朝の清めの継続もこれに当たります。
○ヨギはルーチンワークを毎日行ない、パターンを崩さないものですが、外での奉仕はこれに優先して行なう修行であるのでこの時はパターンを変えてもいいでしょう。

（4）Swadhyaya　自習／聖典の学習の薦め

○何度も同じものを読んでも毎回新鮮な発見をしなさい。
○自習しながら、自分は何か、どこに向かっているのか、何をなすべきか自分の心に聞きながら学びなさい。

（5）Ishwara-pranidhana　神、精神の称賛

○神を信じている者は無神論者に比べて精進が早いのが事実です。

（つぶやき） 神性を内に秘めているという気持ちを日本人は持っていますから、具体の神をイメージしなくても手を合わせるだけでいいのではないでしょうか。なお、感謝すると、脳内の神経伝達物質が増え、シナプス活動電位を上昇させる働きがあります。つまり、感謝をすれば脳の記憶回路が活性化しますから集中できて精進が早いというのは道理です。

〇エゴを捨てて１００％神を信じれば１００％見返りがあると考えます。努力ができるし、神の愛で守られているという気持ちになると苦行に対して強くなれます。

「神を信じること、それは神のベネフィットではなく、信者のベネフィットである」と考えます。

（つぶやき）先生の言うことは確かですが、インド人が成した偉大な発見や発明は信仰心が厚いことが有利に働いているものの、それだけではありません。ドラヴィダ人は感性が鋭いからです。第６感が発達しています。だからこそ超感覚で時代の要請にこたえることができたのです。ヨギやグルがそうであり、ＩＴ技術者しかり、気が遠くなるプログラムをいとも簡単にやってのけます。ゼロの概念を編み出しました、天才数学者のラマヌジャンは信心深い僧侶の家に生まれたために彼の仕事を宗教との関係において評価してしまいがちですが、美しい町クンボクナムを見て育ち数々の定理を提案したのは宗教だけではなく感性の違いも大きいのではないかと思います。もちろん前述した通り感謝すると、脳内の神経伝達物質が増え、記憶回路が活性化し頭が良くなりますから、宗教心が影響しているのは否定できません。しかし、ご本人は気がついていないかもしれませんが、ドラヴィダ人の感性の鋭さはものすごいものです。また、宗教的環境に囲まれているため誘惑がないということも言えるかもしれません。日本には誘惑が多すぎるので集中するには、別の方法、たとえばモノづくりでは「いい作品を残すために、こだわりに帰依する」という、「こだわり信仰」みたいなもので精進します。私も本書の執筆にあたってインドのいろいろな本を読んでわかりやすさにこだわりました。インド人は細部で雑ですが、コンセプトはすばらしい。ラマヌジャンは感性に任せるまま公理をどんどん作りました。

3 Asana

Asana は現在ではポーズのことですが、この時代においては、心身共に安定し静かで楽な状態を意味しました。非常に長い瞑想を行なうために楽に座りゆっくり呼吸を行ないました。なお、現在のハタヨガは座法と呼吸法にポーズが加えられ科学的研究がなされ完成度を上げ発展した歴史があり、いろんな意味を持ちます。

4 Pranayama

語源的には Pranayama の Prana（気）の特性を延長・拡張するという意味です。プラナヤマは一般的に呼吸のコントロール方法と定義されます。

半世紀前までは汚染されない美しい自然環境の中、人はのどかに暮らし空気にも水にも野菜にもふんだんに気 Prana がありました。そんな環境で人は農業などの肉体労働をし、気を充実させて新鮮で栄養がある野菜を食べ、きれいで冷たい水で水浴をして体液をキレイに保ち、なによりもストレスがないので負の感情(アタッチメント)のないシンプルな生活を営んでさえいれば,自然から気・プラナを頂いて健康に暮らすことができました。ところが現在は環境が汚染され、仕事の効率化を求めるあまりストレスフルでアタッチメントが増えました。今こそ早起きをして新鮮な空気からプラナを集めるヨガが必要です。

5 Pratyahara

プラティヤハラ：修行において感覚の撤退が必要です。

6 Dharana

ダーラナ：集中力、ヨガのポーズや瞑想に集中することで培われます。

7 Dhyana

ディヤナ：瞑想の習慣

8 Samadhi

サマディ：すべての存在する者が目指す崇高なゴール。ヨガのゴールは、心を超え、身体を超え、創造の源の存在、神と一体となることです。

禁忌事項

1) ヨガのポーズをこらえると骨に圧縮力や引っ張り力、曲げなどが働きます。ヒトの骨格は 15 歳まで成長過程にありますので、子供にポーズをさせるのはリスクを伴います。15 歳までは心身の調整・復元性・ホメオスタシスも成長過程にあると考え、ヨガで成長に悪影響が出ないようにします。子供には呼吸法だけやらせ、脊髄の気の通りをよくし自律神経を整える程度にします。
2) ヨガをする前は膀胱を空にして下さい。できれば大腸も空にしたいものです。
3) 生理中はやってはいけません。
4) 食後にヨガをやってはいけません。ヨガのベストタイムは、軽食後 2 時間後、普通の食事なら 3 時間後、重い食事なら 4 時間後が目安です。これに該当するのは朝食前、昼食前、仕事帰り、寝る前です。ヨガの時間を決めると、間食を制限せざるを得ません。それがいい生活習慣を作ります。
5) 負荷をかけて行なう筋トレで、筋肉細胞はプチプチと切れます。その後、2 日間筋トレを休むと筋肉細胞は修復され補強され、筋肉が増えます。これを超回復と呼び、超回復を繰り返すことで美しい筋肉を作りこんでいきます。よって、きついポーズは週に 2 回程度にし、毎日行なうヨガは軽いものを短時間行なうことです。
6) 現代になって開発されたヨガは、歴史の洗練を受けていませんから、十分気をつけてください。ポーズを 10 分以上維持するイン・ヨガというスタイルがあります。骨に力を与えると骨は歪み、元に戻る性質を「弾性」といいます。力をかけ続けると歪みが残ってしまう「塑性領域」に入ります。よって、ポーズを維持するのは 1 分以下にして下さい。また、長くポーズを維持すると、強く圧迫された箇所への血液供給量が制限されてしまいますから細胞レベルで危険です。
7) ヨガはゆっくり行ない疲れを後に残さないもの、むしろエネルギーを貯めるものですが、新しいスタイルのエクササイズは疲労度が高いです。無理をしないこと、水分補給を十分に取るなどに注意して下さい。
8) ヨガは統合医療として認知されましたから西洋医もヨガを知っていると思いますので、病気をお持ちの方は医師に相談してから行なってください。
9) 人と自分を比べないこと。無理なポーズをとると体内で炎症を起こし発熱します。クラスレッスンで起こるといいます。その時は医師に相談することと、常にマイペースを守って下さい。

参考文献

1) “Therapeutic Yoga（医療ヨガ）” 外科医 J.T.Fhah 著
2) “Asana Pranayama Mudra Bandha” Swami Satyananda Saraswami 著（通称オレンジブック）
3) ”YOG in Synaergy with Madical Science” Acharya Belkrisha 著
4) ”Yogasanas and Sadgana” Dr.Satya Pal 著
5) ”The book of YOGA” Parragon Books Ltd, edition in 2002
6) “Principal of Anatomy & Physiology 13th Edition” Gerard J. Tortora, Bryan Derrickson 著
7) 生理学　佐藤優子、佐藤昭夫他著　医歯薬出版
8) 「地球に未来はあるか」G.R. テイラー著　みすず書房
9) ヨガの解剖新書　舞良棒 著　Kindle
10) 幸せの扉　舞良棒 著　Kindle
11) インドの力 おとぎの国脳　舞良棒 著　文藝書房
12) インダス文明の謎　長田俊樹　著　京都大学学術出版会
13) ガンになったらヨガの呼吸法に挑戦　舞良棒 著　Kindle
14) フューチャー・クライム　マーク・グッドマン　青土社

先生方のご紹介と著者略歴

【医療ヨガの師匠／本書のモデル】医師アクバ・アリ

アリ先生は、感性が鋭いドラヴィダ人の末裔、天才フィジオセラピスト。著者は、南インドはハイデラバードのフジオセラピー・クリニックでアリに出会い、一年もの間、医療ヨガ、フィジオセラピーのテクニックを著者の身体で効果を確認しながら指導を受けた。その後、先生は、インドでも有数のハイデラバードの高級住宅街バンジャラヒルズにあるクリニックQヘルスで経験を積んだ後、２０１１年5月、カルナタカで開業した。

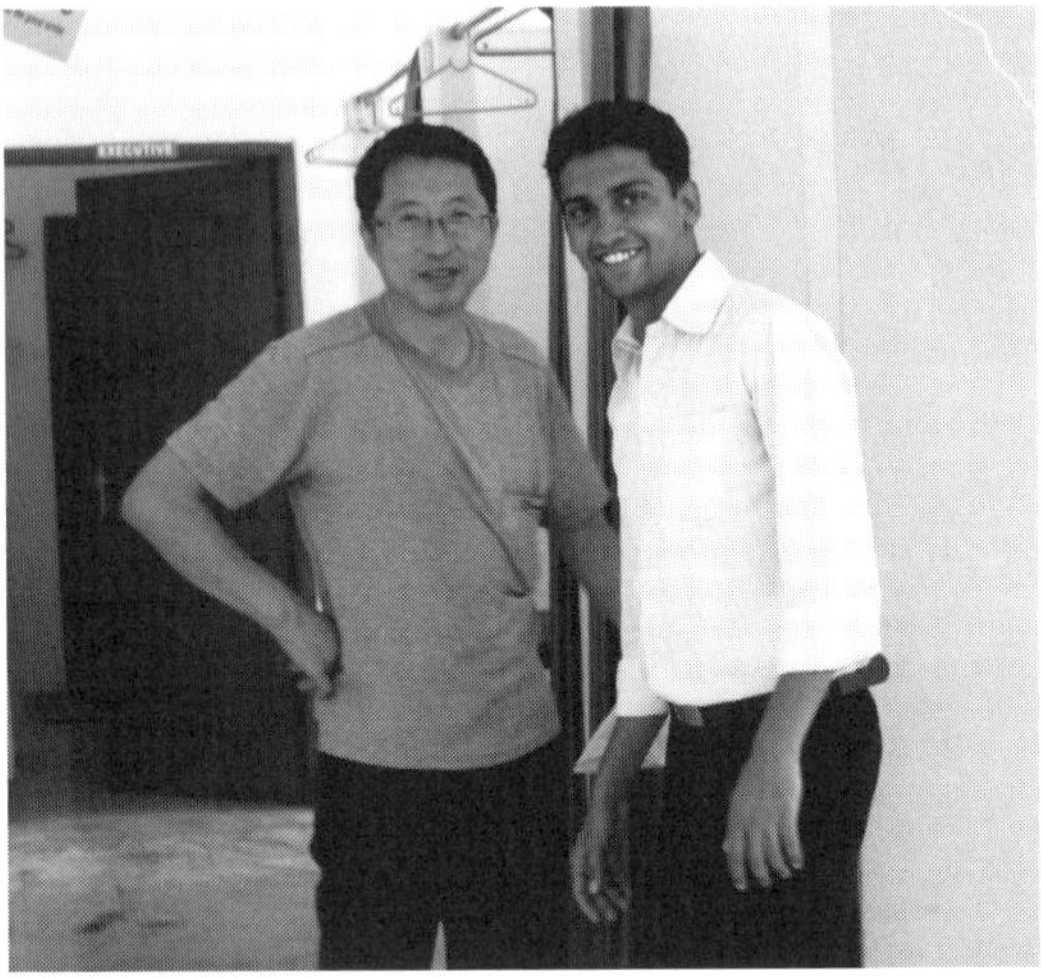

写真は、左が著者、右が医療ヨガの師匠ドクター・アリです。

（インド伝承医療と西洋の理学療法をベースとするフィジオセラピー医院・Ｑヘルス（ハイデラバード・バンジャラヒルズ）の施術室の前で。２００９年撮影）

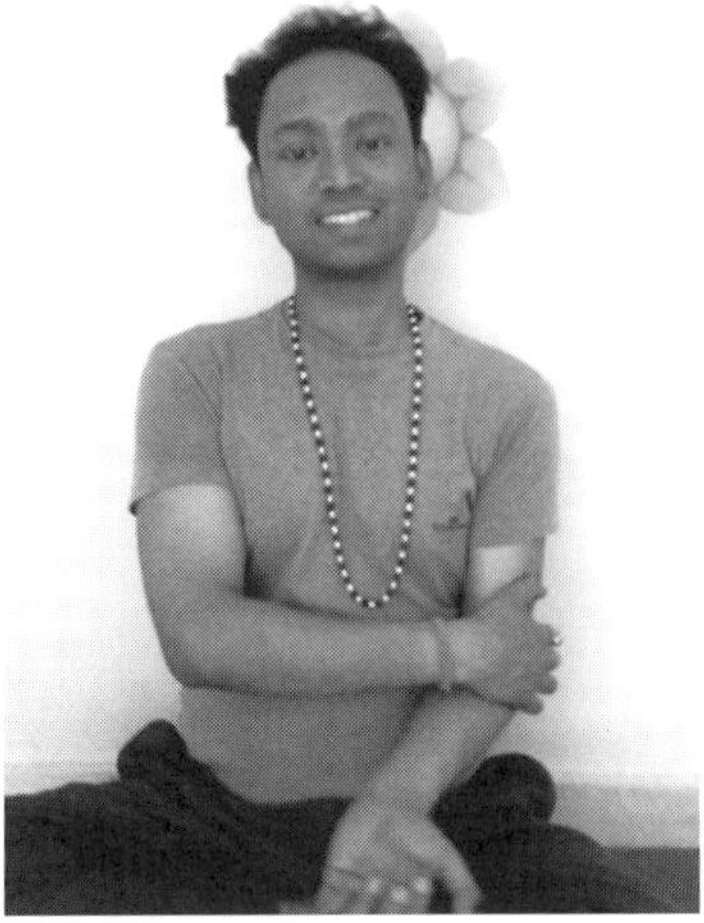

【ハタヨガの師匠】ヨガ教師・ヨギ・サンディープ

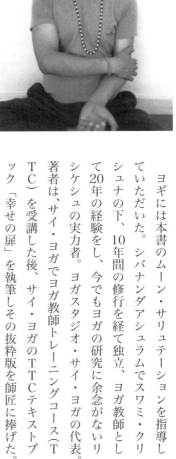

ヨギには本書のムーン・サリュテーションを指導していただいた。シバナンダアシュラムでスワミ・クリシュナの下、10年間の修行を経て独立、ヨガ教師として20年の経験をし、今でもヨガの研究に余念がないリシケシュの実力者。ヨガスタジオ・サイ・ヨガの代表。著者は、サイ・ヨガでヨガ教師トレーニングコース（ＴＴＣ）を受講した後、サイ・ヨガのＴＴＣテキストブック「幸せの扉」を執筆しその抜粋版を師匠に捧げた。

【著者】類《るい》家《け》俊明《としあき》

著者はエンジニアとしてインド政府と契約し、インドの水不足と環境問題に13年間取り組んできた。インドの多様な文化に触発されながら絵を描き、インドで3度、日本で1度個展を行なった。アート活動から生まれたファンタジー『星の王子さまにみすてられた花はどこへ行った』を書いた。数々の慢性病を背負った著者は、南インドで医療ヨガを、北インドでハタヨガを学び、ヨガの効果を自分の体で確かめてきた。リシケシュ・ヨガ教師福利協会に登録していただきヨガ教師となった。科学としてのヨガはエンジニアの好奇心をそそる第一級の研究材料だった。そしてヨガによる31人のガン克服記をご紹介した『ガンになったらヨガの呼吸法に挑戦』、呼吸法に特化した『ヨガの解剖新書』、インドでヨガ教師になるための英訳付き虎の巻『幸せのとびら』を出版した。本書に先立ちインド人と報道記事から学んだインドの知恵袋『インドの力 おとぎの国脳─仕事も子育ても義務や責任でやるな』を文藝出版社から出した。１９５４年、青森県に生まれる。

謝辞

骨格の故障や消化器の慢性病を抱えたサラリーマンが２００３年にインドへ渡り、13年もの間、インドのインフラ整備に貢献できたのは、インダス文明に起源をもつ最古の医療をあずかる３人の先生方のおかげです。

一人目は、アーユルベーダ尊師の孫で秘伝の書を受け継いだケララの西洋医・ボス先生。先生は体質にあった食事療法と投薬とマッサージによって私の体をひと月かけてオーバーホールしてくれました。そして競争社会インドの生活が始まりました。

二人目は本書の基礎となる医療ヨガを教えてくれたハイデラバードの医師・アリ先生、三人目はリシケシュのハタヨガの教師・サンディープ先生です。特に医療ヨガは、心身を癒してくれただけではなく、創造脳を強化してくれました。若者と走り、ストレスに強くなり、犯罪者と渡り歩き、仕事の傍ら絵を描いてインドで個展を行なうことができました。引退の歳になっても海外の仕事を継続しながら、本を執筆する情熱と発想さえいただきました。

医療ヨガのアリ先生とハタヨガのサンディープ先生からヨガのポーズのデジタルデータを頂いたとき、ドラヴィダ人の教えを日本に紹介することを先生方に約束しておりました。しかし、医学的な観点から説明しなければならないことが多いため時間を要しました。

本書によって現代インド社会で実践されている心身システムの復元技術としての医療ヨガを、インドと同様、格差社会で競争にさらされている日本にご紹介できること、両先生にやっとご報告できることを感謝する次第です。

２０１７年２月

類家俊明

装幀：梅村 昇史
本文デザイン：和泉 仁

ラージャヨガで脳力アップ！
“人間能力”を高める 脳のヨガ

2017年3月10日 初版第1刷発行

著　者　類家 俊明
発行者　東口 敏郎
発行所　株式会社ＢＡＢジャパン
〒151-0073 東京都渋谷区笹塚1-30-11 ４・５Ｆ
TEL 03-3469-0135 FAX 03-3469-0162
URL http://www.bab.co.jp/
E-mail shop@bab.co.jp
郵便振替 00140-7-116767
印刷・製本　株式会社暁印刷

ISBN978-4-8142-0037-5 C2075

BOOK Collection

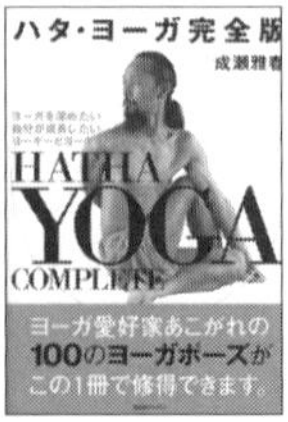

ハタ・ヨーガ完全版

ハタ・ヨーガは「身体の操作」によって解脱を目指す、ヨーガ流派のひとつです。特徴は「積極的な実践法」にあります。長い修行の伝統の中で生まれてきたさまざまなアーサナ（ポーズ）は、瞑想に頼らず自分から解脱に至ろうとするハタ・ヨーガの強さを象徴しています。

●成瀬雅春 著　●B5判　●240頁　●本体2,000円+税

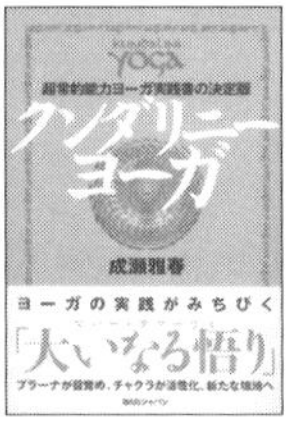

超常的能力ヨーガ実践書の決定版

クンダリニー・ヨーガ

超常的能力ヨーガ実践書の決定版。日本ヨーガ界の第一人者成瀬雅春師が、クンダリニーエネルギー覚醒の秘伝をついに公開！　根源的エネルギー「プラーナ」が人体内で超常的能力として活性化する「クンダリニー覚醒」を本気で目指す人のための実践マニュアル。

●成瀬雅春 著　●四六判　●288頁　●本体2,000円+税

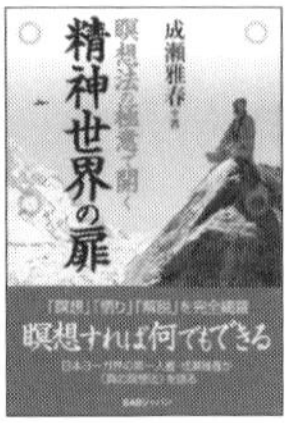

瞑想法の極意で開く　精神世界の扉

「瞑想」「悟り」「解脱」を完全網羅! 日本ヨーガ界の第一人者・成瀬雅春が〈真の瞑想〉を語る。■目次：瞑捜編（瞑想とは何か・サマーディへの階梯・瞑想の実践法・制感の実践法）／瞑想編（観想の実践法・瞑想の実践法・他）／究極編（聖地への道程・瞑想法の極意・究極の瞑想・他）／系観瞑想／特別対談　角川春樹×成瀬雅春

●成瀬雅春 著　●四六判　●320頁　●本体1,600円+税

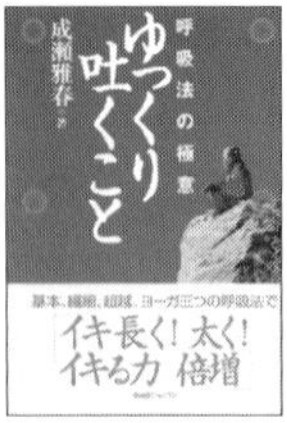

呼吸法の極意　ゆっくり吐くこと

人は生まれてから「吸う、吐く」を繰り返している。それを意識することは宝を手に入れたようなもの。身体は疲れにくくなり集中力が高まり活力が漲るという。本書は呼吸法のテクニックを初級・中級・上級のレベル別に。女優の高樹沙耶さんの特別対談収録!　■目次：第一章 導入　呼吸法の本質／第二章 本意　基本的な呼吸法／第三章 達意　繊細な呼吸法／第四章 極意　超越的な呼吸法

●成瀬雅春 著　●四六判　●288頁　●本体1,600円+税

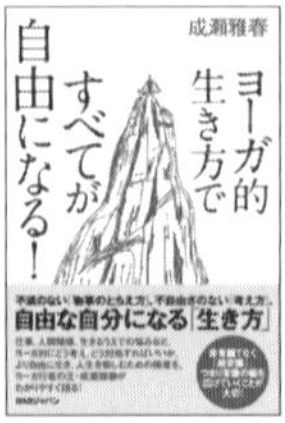

ヨーガ行者・成瀬雅春が教える「超常識学」

ヨーガ的生き方ですべてが自由になる!

非常識でなく「超常識」、つまり常識の幅を広げていくことが大切!　仕事、人間関係、生きるうえでの悩みなど、ヨーガ的にどう考え、どう対処すればいいか、より自由に生き、人生を愉しむための極意を、ヨーガ行者の王・成瀬雅春がわかりやすく語る!

●成瀬雅春 著　●四六判　●180頁　●本体1,400円+税

BOOK Collection

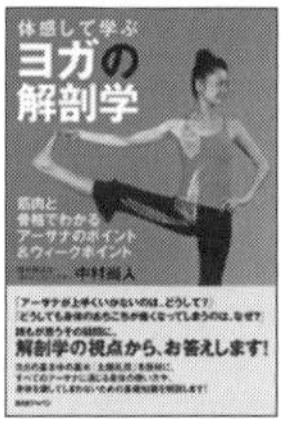

体感して学ぶ ヨガの解剖学

筋肉と骨格でわかるアーサナのポイント&ウィークポイント

「アーサナがうまくいかないのはどうして?」「身体のあちこちが痛くなってしまうのはなぜ?」誰もが思う疑問に、解剖学の観点からお答えします! ヨガの基本中の基本「太陽礼拝」のポーズを題材に、全アーサナに通じるからだの使い方や体を壊さないための基礎知識を紹介。初心者から指導者まで読み応え十分!

●中村尚人 著 ●四六判 ●232頁 ●本体1,600円+税

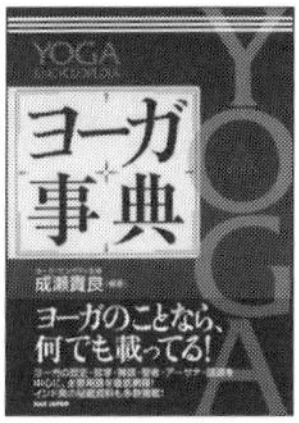

ヨーガ事典

18 年の歳月をかけてまとめられた、日本初のヨーガ事典。この1冊でヨーガの歴史・神話・哲学・聖者・アーサナ・語源…etc ヨーガのすべてを完全網羅! ヨーガをより深く知るための座右の書。・インド発の秘蔵資料を多数掲載/実技はわかりやすいイラストでの説明付き/全語にサンスクリット語表記あり/ヨーガの教典の出典を掲載/現代用語集とヨーガ年表付き

●成瀬貴良 著 ●A5判 ● 492 頁 ●本体 3,800 円+税

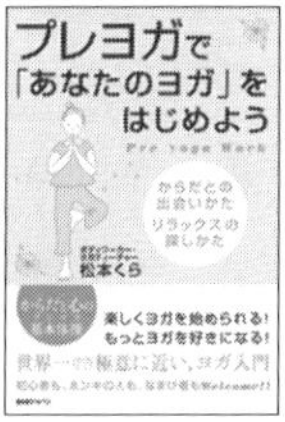

プレヨガで「あなたのヨガ」をはじめよう

からだとの出会いかた、リラックスの探しかた

ヨガでリラックスできる人、いくらやっても辛くて苦しい人。その違いはリラックスする感覚を知っているかどうかにかかっています。本書はそんな「リラックス感覚」をつかむためのボディワークを紹介します。ビギナーには入門書に、ベテランにも新しい発見がある内容です。

●松本くら 著 ●四六判 ●240頁 ●本体1,600円+税

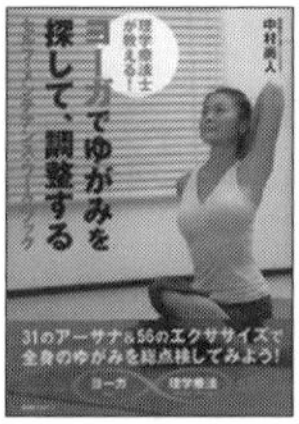

理学療法士が教える! ヨーガでゆがみを探して、調整する

セルフ・メンテナンスのためのメニューをヨガインストラクターの理学療法士が提案するワークブック。31 のアーサナ& 56 のエクササイズで、全身のゆがみを総点検できます。内容:ヨーガで身体をチェック/呼吸をチェック/生活習慣をチェック/自分のゆがみとその原因を確認/エクササイズで、ゆがみを調整

●中村尚人 著 ●B5判 ●152頁 ●本体1,600円+税

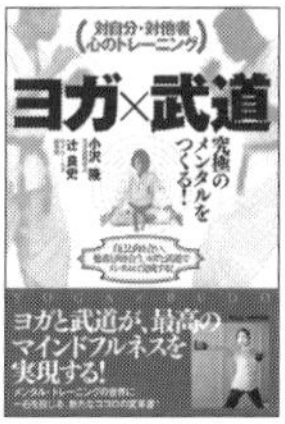

ヨガ×武道 究極のメンタルをつくる!

自己と向き合い、他者と向き合う。ヨガと武道でメンタルは完成する! メンタル・トレーニングの世界に一石を投じる、新たなココロの変革書! 武道人へのヨガのススメ。ヨガ人への武道のススメ。心を真に強くする、絶妙なる組合わせ! 武道もヨガも、単なるフィジカル・トレーニングにあらず! 古来から、強烈なメンタル・トレーニングとしての側面をもっていた両者が出会う時、何をやってもうまくいかなかった「心の強化」がついに実現する!

●小沢隆、辻良史 著 ●四六判 ●180頁 ●本体1,400円+税

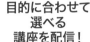

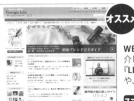